BERGOGLIO,

EL COJÓN DEL ANTICRISTO

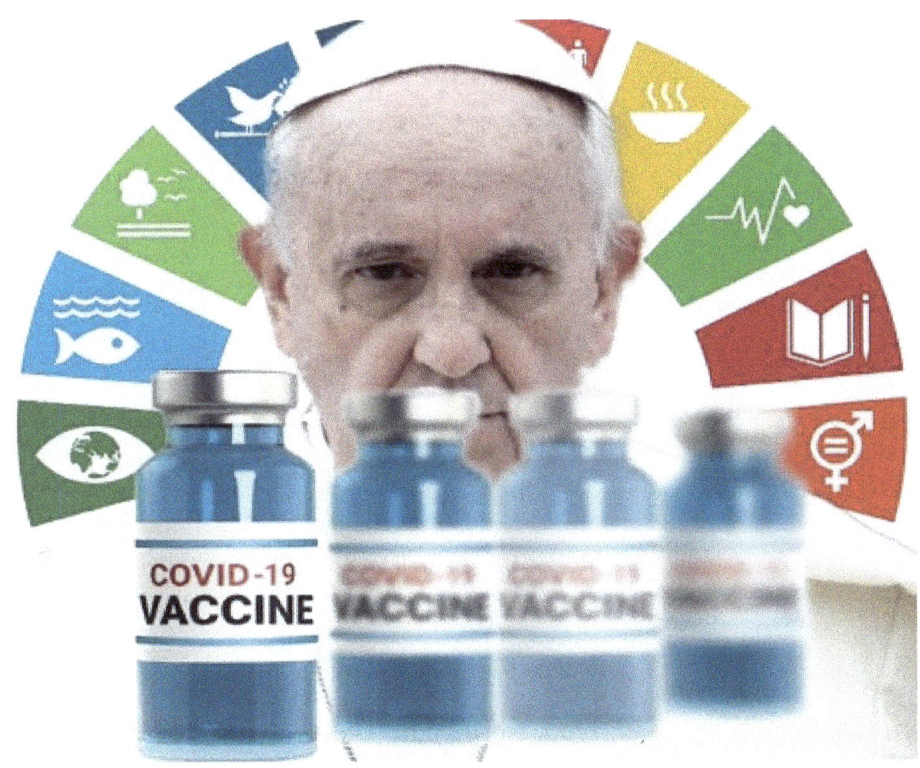

Enrique de Diego

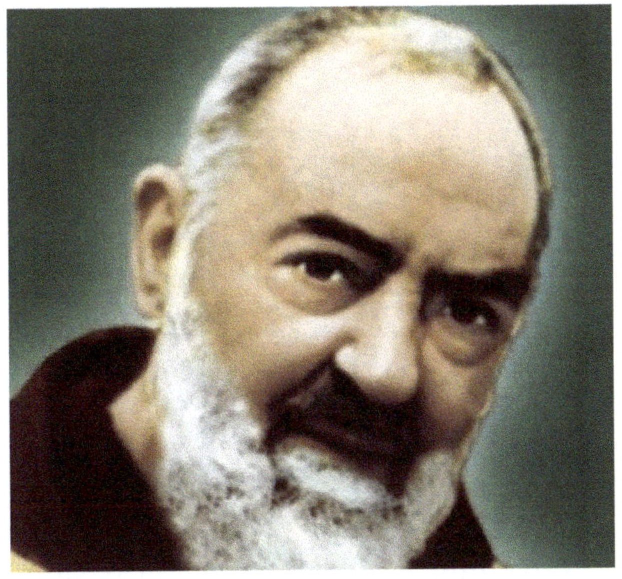

“Rezad y haced rezar porque el mundo está en el camino de la perdición. No creen en vosotras ni en vuestros coloquios con la blanca Señora pero creerán cuando sea demasiado tarde”.

San Pío de Pietrelcina

(Carta a las cuatro niñas videntes de San Sebastián de Garabandal, marzo de 1962)

Introducción: El cojón del Anticristo

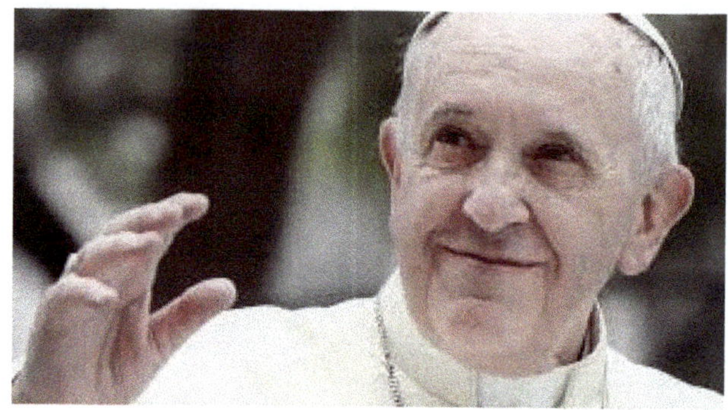

Ningún nombre menos apropiado para Jorge María Bergoglio que el de Francisco, pues el "poverello d'Assis" sentía la pasión por reconstruir la Iglesia y de esa forma se puso a desescombrar y a levantar "la Porciúncula", la partecita. Bergoglio, en cambio, tiene la obsesión de destruir la Iglesia de Jesucristo y tras numerosas tentativas por debilitar la firmeza en la fe ha cogido la piqueta y la va a acometer en un Sínodo que durará dos años y en el que sus propuestas serán presentadas como salidas de la base, implicando a las parroquias de todo el orbe, lo que es su locura herética modernista, según la cual no existe Revelación, porque no cree, ni por asomo, en la Divinidad de Cristo, y cada generación puede acomodar el cristianismo a conveniencia. Bergoglio, sometido a los globalistas, va a poner todo su empeño en demoler la fe cristiana. El modernismo, compendio de todas las herejías, es estiércol para el magma mundialista, que ofrece una religión vaciada de todo contenido sobrenatural. Bergoglio es, como decía el beato de Liébana al herético arzobispo de Toledo, Elipando, el cojón del Anticristo.

Frente a este plan diabólico, se alza la Virgen María, Madre de Dios y Madre Nuestra, quien en San Sebastián de Garabandal a cuatro niñas les habló, por boca del Arcángel San Miguel, de un Aviso, que Conchita dijo tendría lugar cuando en Roma tuviera lugar un Sínodo. Helo aquí. Después vendrá el Gran Milagro y, si no hay enmienda, un Castigo planetario. El Aviso es un juicio particular, en que cada uno verá su vida, el mal que ha hecho, sus pecados con la gravedad que los ve Dios. Ha empezado la cuenta atrás. Hay que rezar más, el Santo Rosario, hacer sacrificios y acompañar a Jesús Sacramentado.

Las niñas de Garabandal vieron una situación en la que la Iglesia parecería perecer en medio de un mundo azotado por el comunismo. Bergoglio se ha prestado al genocidio que llevan a la práctica los globalistas con las falsas vacunas, ha presentado la timo vacunación como un “acto de amor” y, a su concurso, una mayoría de sacerdotes han picado el anzuelo, con lo que estaremos ante una Iglesia sin sacerdotes y sin Sacramentos. El comunismo es la propuesta de la autonomía del hombre capaz de dictarse sus propias leyes al margen del Creador. Todos los días se nos predica esa falsedad. Vivimos en un mundo relativista donde reina la mentira, la codicia y la lujuria; donde se ha perdido el sentido del pecado. La agenda 2030, y a su compaña el Foro de Davos, nos anuncian el futuro en el que “no tendrás nada y serás feliz”, y Bergoglio prepara el terreno minusvalorando la propiedad privada. Es el nuevo totalitarismo atroz; la marca de la bestia sin la cual nada se puede comprar ni vender, al decir del Apocalipsis. Se pretende que quien no la lleve no pueda trabajar. El tiempo se ha cumplido, el plan satánico ha sido desvelado en su fatua arrogancia. Nunca, desde los tiempos de Noé, ha estado la Humanidad más amenazada de su extinción, de su aniquilación, de su exterminio.

“Los sacerdotes, obispos y cardenales van muchos por el camino de la perdición con ellos llevan a muchas almas” es el mensaje profético de Garabandal. Dicen los testigos, que las niñas no querían leerlo, les daba pavor, que sus madres les decían que no lo leyeran; “ni por todo el oro del mundo” les hubiera gustado tener que hacerlo público, dice uno de los testigos de aquel 18 de junio de 1965, día decisivo en la historia de la Humanidad, como los que vendrán de ahora en adelante. La sañuda persecución eclesiástica que sufrieron las niñas de Garabandal es la señal más cierta de su veracidad. Ciertamente, podían haber hecho examen de conciencia y propósito de la enmienda, en la lógica de Dios, pero en la de los hombres, era dramáticamente imposible. El humo de satanás, del que habló San Pablo VI, se había colado por alguna rendija, y ahora lo invade todo. Dolorosamente desgarrador fue el lamento de San Pablo VI el día 29 de junio de 1972: “Sentimos que hemos de contener la ola de profanidad, desacralización, secularización, que sube, que oprime, que quiere confundir y desbordar el sentido religioso, e incluso de hacerlo desaparecer. Se creía que después del Concilio vendría un día de sol para la Iglesia. Lo que ha venido es un día de nubes, de tempestad, de oscuridad, de búsqueda, de incertidumbres. Ha intervenido un Poder, un poder adverso; digamos su nombre: el demonio…Se diría que a través de alguna grieta ha entrado el humo de Satanás en el templo de Dios. Hay dudas, incertidumbres, problemática, inquietud, insatisfacción, confrontación. Ya no se confía en la Iglesia. Ha entrado la duda en nuestras conciencias, y ha entrado a través de ventanas que debían estar abiertas a la luz…Ha venido la duda respecto a todo lo que existe, a todo lo que conocemos".

Hasta el punto de que, en verdad, "a la Eucaristía cada vez se le da menos importancia", que es el mensaje esencial de Garabandal, la llamada urgente y apremiante a adorar con delicadeza a Jesús Sacramentado. A rezar el Santo Rosario en honor a Nuestra Madre. A tener dolor de los pecados y lavar el alma en el Sacramento de la Confesión. A hacer penitencia y sacrificios de expiación.

A las niñas de Garabandal, la Virgen les enseñaba a vivir su vida cristiana ofreciendo a Dios su vida ordinaria y su trabajo, las cosas pequeñas de la jornada. Les instruía en el espíritu del Opus Dei, que enseñaba San Josemaría Escrivá de Balaguer. En "La Tercera campanada", escrita el 14 de febrero de 1974, les hablaba a sus hijos con toda claridad, como un Profeta, de la terrible crisis que vivía la Iglesia y en la que se ha profundizado. El Opus Dei ha traicionado su misión para estos tiempos satánicos, "a grandes males, grandes remedios", que decía su Fundador.

Ya sólo queda, como solución, una intervención extraordinaria de Dios con la inminente Venida de Nuestro Señor Jesucristo, en Gloria y Majestad. ¡Ven Señor, no tardes!

Jorge María Bergoglio no tiene fe y todo su empeño es acabar con la Iglesia Católica

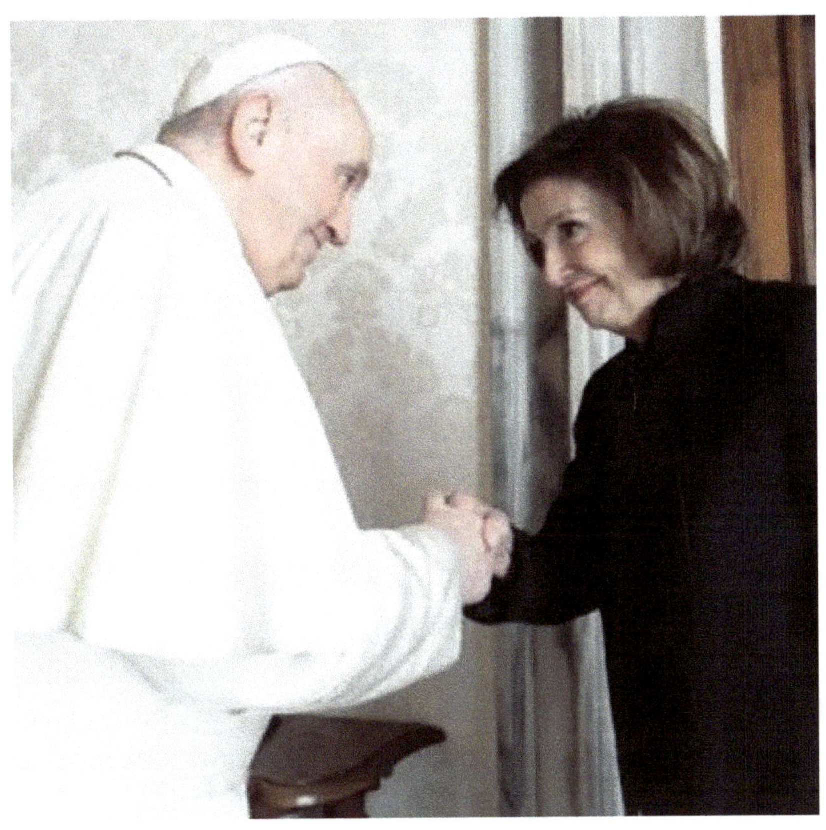

Me resulta muy penoso escribirlo, pero tengo que hacerlo por responsabilidad: Jorge María Bergoglio, el Papa Francisco, el impostor, es un hombre sin fe en el que todas sus actuaciones van encaminadas a acabar con la Iglesia Católica. No pretendo entrar en los claroscuros de la biografía de Bergoglio en su Argentina natal, en su colaboracionismo con la dictadura militar de Videla, en su entreguismo de dos compañeros de sacerdocio y de la Compañía de Jesús, ni en su línea ortodoxa, o como diría él, conservadora, mientras estuvo de Papa, el gran San Juan Pablo II, como su férrea oposición al aborto y al "matrimonio homosexual", ni en las afirmaciones lejanas, allá por 1976, indicando que sería Papa, ni en la patente vanidad que le hace sentirse muy a gusto en su papel, cosa que no se había visto nunca.

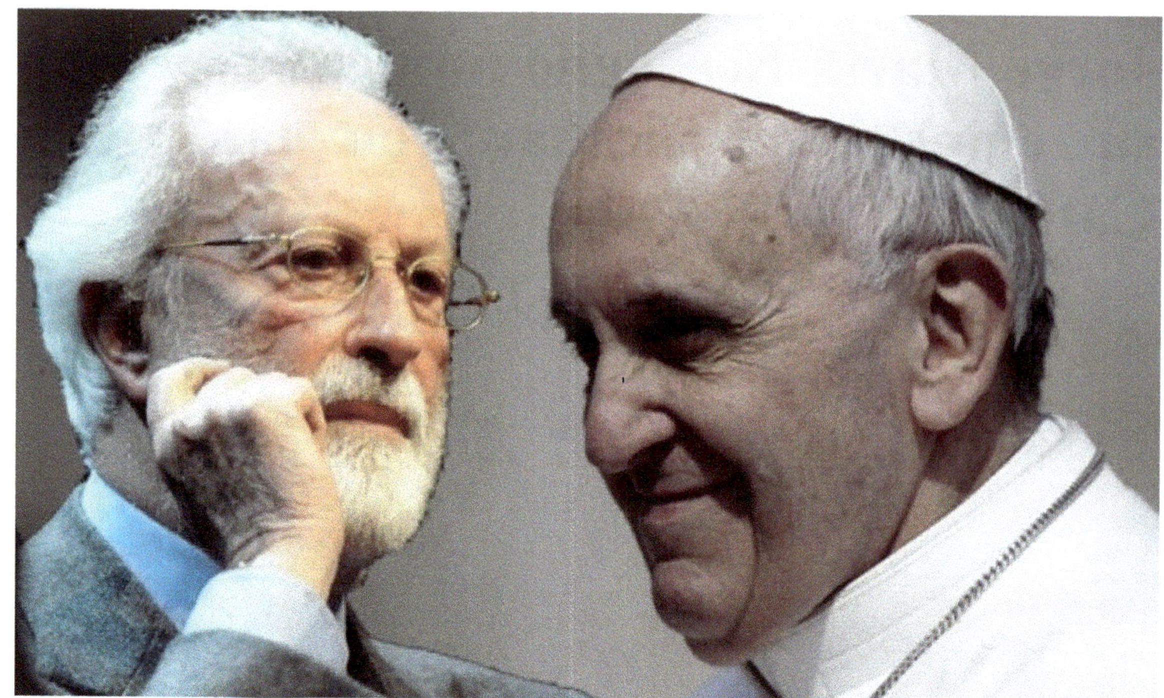

Eugenio Scalfari y Jorge María Bergoglio.

La Iglesia Católica ha tenido Papas que han dejado mucho que desear en el ámbito moral, como Alejandro VI, el Papa Borgia, pero nunca cuestionaron la Revelación. Bergoglio es el primero. No tiene fe, en ninguno de los dogmas católicos, sólo en el poder, en sí mismo, pero no en Cristo, Nuestro Señor. No es que sea un cripto hereje, es que ni tan siquiera tiene fe en la Divinidad de Jesucristo. A principios de octubre de 2019, el día 9, el periodista Eugenio Scalfari, fundador de L'Espreso y del diario La Repubblica, de gran prestigio, confidente del Papa, con el que había mantenido numerosas conversaciones, que luego eran publicadas, escribió un artículo en el que afirmaba que el Papa le había confesado no tener fe en la Divinidad de Cristo: "Cualquiera que haya tenido, como me ha pasado varias veces, la suerte de encontrarse con él y hablarle con la máxima confianza cultural, sabe que el Papa Francisco concibe a Cristo como Jesús de Nazaret, hombre, no Dios encarnado. Una vez encarnado, deja de ser un Dios y se convierte en hombre hasta su muerte en la cruz".

Y añadía Scalfari, respecto a la frase de Cristo en la Cruz, "Padre, por qué me has abonado", "Cuando discutí estas frases, el Papa Francisco me dijo: 'Son la prueba de que Jesús de Nazaret, una vez que se convirtió en hombre, aunque era un hombre de virtud excepcional, no era un Dios en absoluto". El 10 de octubre de 2019, el Prefecto de la Comunicación de la Santa Sede, Paolo Ruffini, hizo un desmentido elíptico sobre una cuestión nuclear: "el Santo Padre nunca dijo lo que dice Scalfari". Pero Scalfari no tomó notas ni grabó, porque tiene la máxima credibilidad, para qué se iba a inventar algo así alguien acostumbrado a la intimidad amigable, mantenida después, con Bergoglio.

Toda la operación de dimisión de Benedicto XVI y la elección simoniaca del Papa Francisco habla de una operación globalista, pero luego sus líneas maestras son de sumisión a las tesis globalistas y de deterioro de la Iglesia Católica: en inmigración, abriendo las puertas de par en par a los musulmanes, con los hechos que todos sufrimos en la convivencia; incluso se fue a Polonia a predicar las tesis de George Soros; en medio ambiente, con sumisión a las tesis de la calentología de Bill Gates en su Encíclica Laudatio si!, auténtico compendio de tonterías y estupideces; en el punto clave de las timo vacunas, vendiendo la Congregación para la Doctrina de la Fe que no tiene importancia que estén hechas con restos de abortos, para evitar las exenciones religiosas a los católicos norteamericanos, presentando el propio Bergoglio la inyección del veneno de muerte como un "acto de amor" e imponiendo tiránicamente en el Vaticano la timo vacunación obligatoria y el pase sanitario.

Toda esta sumisión al globalismo pasa por la creación de una Iglesia despojada de todo contenido sobrenatural, sólo una filosofía, como culminación del modernismo, compendio de todas las herejías, según San Pío X. Si Cristo no es Dios, no hay Revelación, y se puede acomodar todo. En ese sentido, Bergoglio tiene su agenda para la destrucción de la Iglesia en el plano doctrinal. No sólo sus bromitas como cuando dijo que no había que estar hablando todo el día del aborto, o cuando llamó "coneja" a una madre que vivía la generosidad conyugal y la voluntad de Dios en tener hijos o cuando dejó en tierra a familias cristianas en Lesbos para hacer sitio a familias musulmanas en el avión papal o su confusión en la recepción de la Eucaristía a los divorciados, con grave quebranto del matrimonio indisoluble establecido por Cristo. La demolición del contenido de la fe llega hasta la elaboración de una Comisión sobre las "diaconisas" con la que se pretende dar acceso a las mujeres al Sacramento del Orden, con gran oposición a la voluntad de Cristo que sólo quiso varones en tal Sacramento, y, como Dios, no se atenía a convenciones sociales.

Ahora planteará a las parroquias de todo el orbe un debate para una "renovación" sobre tres cuestiones: el matrimonio de los sacerdotes, la ordenación de mujeres y la relación con las personas que tienen tendencias sodomitas. Antes de entrar en las cuestiones obscenas, el mismo hecho de plantear ese debate es profundamente perturbador y herético; es la negación del contenido de la Revelación mediante una añagaza democrática. La Revelación nos obliga a todos, desde el Papa al último fiel católico. El Papa no tiene más autoridad que yo. Nos debemos a un código revelado inalterable. Lo otro es apostasía y modernismo, es tiranía de las conciencias y disolución. Los sodomitas deben ser tratados con caridad, pero si no se arrepienten de sus desviaciones irán al Infierno, que existe, como sentencia San Pablo, que predicaba en una sociedad corrompida como la actual. Las mujeres no pueden ser ordenadas, porque Cristo reservó esa función a los varones, a los Apóstoles en la Última Cena, cuando instituyó la Eucaristía. Hemos de ser fieles a ese legado divino.

Cuando estamos esperando la inminente Segunda Venida de Cristo, hemos de ser fieles a la fe, nos va en ello el alma, ir al Cielo, al Purgatorio o al Infierno, cuestiones en las que Bergoglio no cree ni por asomo, y que serán una desagradable sorpresa para él, hemos de tener temor a Dios y no miedo a los hombres. Resuena en nuestros oídos la pregunta de Cristo sobre la parusía: ¿encontraré fe? Sí, Señor, humildemente la mía. Debemos oponernos a la tiranía relativista de Bergoglio. Es una situación inédita en la Iglesia, cuando el Romano Pontífice no tiene fe y juega a la destrucción de la Iglesia y a la disolución de su código revelado. Son tiempos para la fortaleza y para redoblar la oración. El humo de satanás, del que hablara Pablo VI, ha entrado en la Iglesia, y ha llegado ahora hasta su máxima autoridad, hasta la Sede de Pedro. Bergoglio, el globalista, sirve a sus planes diabólicos, a cambio encuentra el apoyo de los medios, lo que es fundamental para su vanidad monstruosa. Vade retro, Bergoglio.

Bergoglio, un pozo de vanidad satisfecha a cambio de destruir la Iglesia

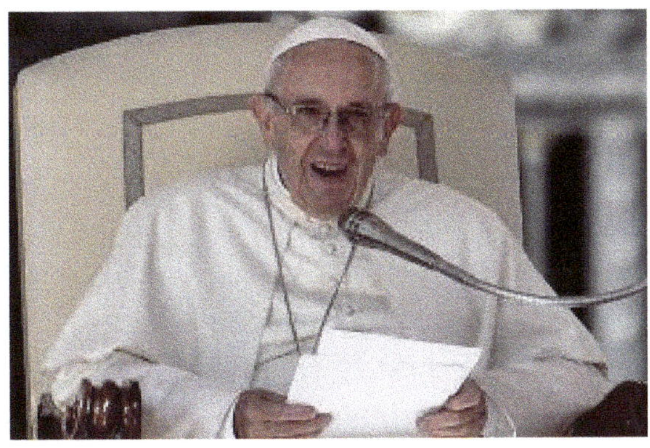

Mi esposa hablaba con un albañil: - ¿Qué tal estuvo la boda de tu hijo? -De categoría, el otro chaval se vistió de cura y dijo unas palabras y de maravilla. Parece que esta bufonada sacrílega, tan modernista y relativista, no es cosa tan inusual. Podría ser una especie de nostalgia de quienes se casan en el Juzgado, y ya saben el camino para el divorcio, hacia las ceremonias religiosas. Pero, en cualquier caso, la astracanada de mal gusto, o cualquiera otra, se queda corta ante las patentes mamarrachadas de Bergoglio en el Sínodo de la Amazonia, culto idolátrico y hortera ad nauseam a la pachamama, que llevo al obispo emérito de Marajó, en la Amazonia brasileña, a calificarlas de "idolatría" y "escándalo", empezando por los cristianos de la Amazonia. Conjunto de mamarrachadas en lo que único digno fue cuando tiraron al Tíber el ídolo sacrílego, lo que produjo consternación en el Vaticano de Bergoglio.

No conozco ningún católico coherente que esté a gusto con Bergoglio, que no eche pestes del ridículo que hace y que no sea consciente del peligro que representa para la Iglesia este bufón de circo, con perdón de los bufones. Pero, al tiempo, goza del favor de los medios de comunicación globalistas, que son prácticamente todos, que es lo que ha buscado, el aplauso fácil de los enemigos de la Iglesia. Cualquier patochada es celebrada por los medios y así se edifica la imagen de un Papa cercano. Normalmente, sus ocurrencias coinciden, después, con las tesis de la agenda 2030 y con el nuevo orden mundial, que es ateo, luciferino en esencia, rezuma satanismo por todos los poros. Entre sus últimas ocurrencias con resabio mundano, político, las referencias o ataques a la propiedad privada y la petición de que las big tech impongan una mayor censura, como si no fuera tenaz y estúpida, en nombre de la mentira, "en nombre de Dios", tomando el nombre de Dios en vano descaradamente.

Bergoglio es un Papa -en otro capítulo, más adelante, veremos que no es Papa- de diseño globalista. En los correos entre Hillary Clinton y John Podesta se habla de una "primavera católica" y de una "revolución católica" que tiene como objetivo la destrucción y desaparición de la Iglesia, especialmente de los Estados Unidos. Hay pruebas de que la Agencia de Seguridad Nacional USA supervisó el cónclave. Las transacciones monetarias internacionales con el Vaticano fueron suspendidas durante los últimos días antes de la renuncia de Benedicto XVI y se reanudaron el 12 de febrero de 2013, justo un día después. Consta, en la contabilidad de la Open Society filtrada por Wikileaks, el destino de 650.000 dólares, vehiculados por el Cardenal de Honduras, Óscar Rodríguez Madariaga, para desviar el discurso católico de defensa de la familia y contra el crimen del aborto, hacia el cambio climático, los refugiados o la desigualdad.

La propuesta globalista es una pseudo religión única vaciada de todo contenido espiritual y sometida. Una sugerencia para un bobo como Bergoglio, que no tiene fe en la Divinidad de Jesucristo y que sólo vive para su vanidad gigantesca y alimentada por unos medios de comunicación cada vez más desacreditados. Tiene una sonrisa impostada que no engaña a nadie, pues tiene un genio de mil demonios como demostró a la feligresa que abroncó de mala manera porque le llamó la atención tirándole de la sotana.

La Virgen de Garabandal nunca miente: Bergoglio no es Papa

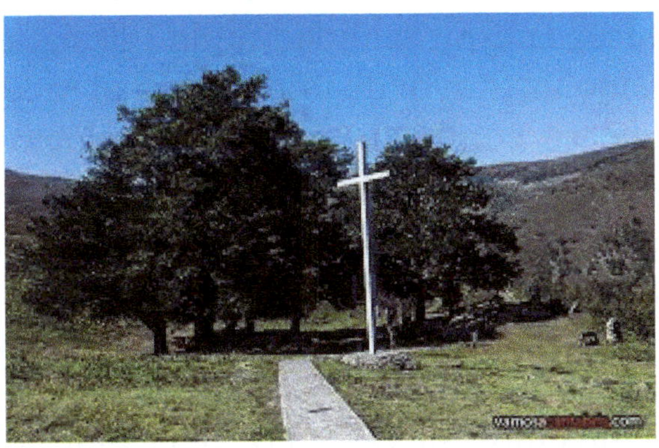

No hay ninguna duda de que la Virgen se apareció en San Sebastián de Garabandal a cuatro niñas de 11 a 12 años: Conchita, Mari Loli, Jacinta y Mari Cruz. La Virgen acompañada del Arcángel San Miguel, Príncipe de la Milicia Celestial. Fueron viles y vulgares patrañas que se pusieron de acuerdo, que si ensayaban. Es urgente que el mundo, pues el tiempo apremia, tome conciencia de la veracidad de las Apariciones y comience a reparar por sus pecados y los del mundo entero y empiece a cuidar al máximo el trato con la Eucaristía, que Jesús no esté solo y que se cuide completamente el respeto litúrgico a Jesús Sacramentado.

Aunque los mensajes de Garabandal, sobre todo en los últimos 20 años: el portal www.virgendegarabandal.org (que hoy es .net) en 7 años dan cuenta real de 27 millones de visitas, sabe a poco. Dios tiene medios de comunicación más poderosos que los satánicos de la tierra: los demás ya se enterarán después del Aviso y el Milagro que vienen para una Gran Conversión. Cuatro niñas de un pequeño pueblo de los Picos de Europa no pueden inventarse, con evidentes dotes proféticas, bajo ningún concepto que "los sacerdotes, obispos y cardenales van muchos por el camino de la perdición y con ellos llevan a muchas almas", lo que les complicó la vida, y que se ha hecho terrible realidad en estos tiempos de tinieblas, para sufrimiento expiatorio de las almas santas y apostasía general del pueblo que no recibe ni la doctrina ni el buen ejemplo de sus pastores, muchas veces lobos, sin fe. Sobre todo, cuando Conchita le dijo a la Madre María Nieves, personaje estelar de esta historia, "antes de decirme la Virgen, yo creía que todos los sacerdotes eran buenos. Jamás pensé que cometieran pecado mortal". También, como en las apariciones de Kubeho (Ruanda), Medjugorje (Herzegovina), en Garabandal hay el mismo mensaje sobre la Venida de Jesús, en Majestad y Gloria. Dice Conchita: "La Santísima

Virgen nos ha hablado varias veces que su Hijo Jesús vuelve de nuevo pero no sé cuando Él vendrá".

En 1974, San Josemaría Escrivá de Balaguer escribía en "La tercera campanada" sobre la penosa situación de la Iglesia que "no queremos contribuir a empobrecer la espiritualidad de la Iglesia, arremetiendo contra lo que Jesucristo mismo instituyó: disminuyendo el sacerdocio ministerial y su santidad, para que se confunda con el sacerdocio real de los fieles; quitando el culto y las prerrogativas de la Madre de Dios, empequeñeciendo sus fiestas y su veneración; ahogando la devoción a los santos y a sus imágenes; destruyendo el sacramento del matrimonio. Y, sobre todo, dando disposiciones que conducen a arrancar de las almas el amor al Santo Sacrificio de la Misa y la certeza en la Real Presencia de Jesucristo en el Santísimo Sacramento del altar y Reservado en el Sagrario". Desde 1974, han corrido muchas aguas bajo los puentes, todas ellas ponzoñosas y el cenagal amenaza con anegarlo todo.

San Josemaría añadía que "en una palabra: el mal viene, en general, de aquellos medios eclesiásticos que constituyen como una fortaleza de clérigos mundanizados. Son individuos que han perdido, con la fe, la esperanza: sacerdotes que apenas rezan, teólogos -así se denominan ellos, pero contradicen hasta las verdades más elementales de la revelación-descreídos y arrogantes, profesores de religión que explican porquerías, pastores mudos, agitadores de sacristías y de conventos, que contagian las conciencias con sus tendencias patológicas, escritores de catecismos heréticos, activistas políticos". El mal ha llegado hasta la Cátedra de Pedro, hasta el mismo Bergoglio, al que cuadra todo el retrato, como clérigo mundanizado, descreído; y también le cuadra lo de activista político de medio pelo, lame culos de sus amos, los señores del globalismo.

Volvamos a Garabandal. Hay otra profecía asombrosa que no puede salir de cuatro niñas que le dicen, entrañablemente, a la Virgen, "no te vaigas", "¿por qué te vas tan luego?", ni de ninguna otra niña, salvo de boca de la Virgen misma, Nuestra Madre. Veamos su profecía apocalíptica sobre los Papas. Dice Santiago Lanús, en el libro "Madre de Dios y Madre nuestra", Editorial San Román, que "a Conchita se le oyó en el éxtasis del 20 de diciembre de 1962 que después del Papa actual (Juan XXIII) habrá todavía tres". Cuando falleció Juan XXIII, el 3 de junio de 1963, volvió a hablar de nuevo con su madre. Este es el diálogo. -El Papa ha muerto -dijo su madre, Aniceta. -Entonces quedan tres Papas -comentó Conchita. Después de un tiempo, vuelven a casa, y su madre le pregunta: -¿De dónde sabes que solamente quedan tres Papas? Conchita respondió: -De la Santísima Virgen. En realidad me dijo que aún vendrían cuatro Papas pero que ella no contaba uno de ellos. Replica Aniceta: -Pero entonces, ¿por qué no va a tener en cuenta uno? Responde Conchita: -Ella no lo dijo, solo me dijo que uno no le tenía en cuenta. Sin embargo me dijo que gobernaría la Iglesia por muy poco tiempo". Ahora conviene que vean el vídeo de la Madre María Nieves, su directora y confidente de Conchita, en Burgos, cuando fue interna desde San Sebastián de Garabandal.

https://youtu.be/xHFLxfDrRYA

Hemos escuchado otra profecía espeluznante que tira para atrás: antes del Aviso habrá un Sínodo. Su tía le dice a Conchita: -¿Te refieres al Concilio? Porque entonces se estaba celebrando el Concilio Vaticano II. Conchita: -La Virgen no me ha dicho Concilio, me ha dicho Sínodo.

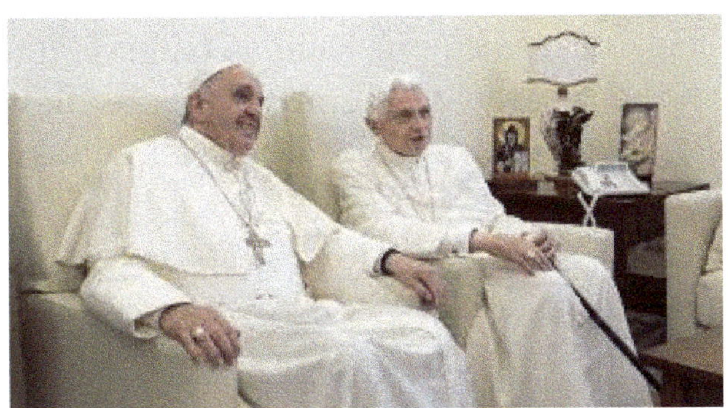

Bergoglio y Benedicto XVI. /Foto: periodistdigital.com

Volvamos a los tres, cuatro Papas, de los que la Virgen no cuenta uno. Es obvio que es un mensaje de la Virgen, porque Conchita no podía saber que Juan Pablo I iba a estar en el Pontificado 33 días. Viene entonces la dificultad de que han estado en el Papado San Pablo VI, el gran San Juan Pablo II y Benedicto XVI. Tres. ¿Y el Papa Francisco? Es obvio: Bergoglio no es Papa, busca destruir la Iglesia con un Sínodo que se ha inventado de dos años, con el que pretende corromper a todo el orbe católico, imponiendo su tiranía bobalicona que le lleva a presentar la inyección del veneno de muerte como "un acto de amor". Pero, eso en cuanto a la legitimidad de ejercicio, pero en la de origen hay muchos indicios de que se trató de una elección simoniaca que la hace inválida.

En el capítulo anterior, he reseñado algunos de esos indicios. "Bergoglio es un Papa de diseño globalista. En los correos entre Hillary Clinton y John Podesta se habla de una "primavera católica" y de una "revolución católica" que tiene como objetivo la destrucción y desaparición de la Iglesia, especialmente de los Estados Unidos. Hay pruebas de que la Agencia de Seguridad Nacional USA supervisó el cónclave. Las transacciones monetarias internacionales con el Vaticano fueron suspendidas durante los últimos días antes de la renuncia de Benedicto XVI y se reanudaron el 12 de febrero de 2013, justo un día después. Consta, en la contabilidad de la

Open Society filtrada por Wikileaks, el destino de 650.000 dólares, vehiculados por el Cardenal de Honduras, Óscar Rodríguez Madariaga, para desviar el discurso católico de defensa de la familia y contra el crimen del aborto, hacia el cambio climático, los refugiados o la desigualdad". La Virgen nunca miente: Bergoglio no es Papa. Así sale la cuenta de los tres Papas que quedaban.

Las consecuencias no serán leves. A Dios no se le engaña, ni Bergoglio. Dios sabe más. La Virgen también. Lo que va a suceder -Aviso, Milagro, Castigo- tendrá lugar en el lapsus de estos dos años en los que se celebra el Sínodo. Una intervención extraordinaria del Cielo va a suceder. Tendrá lugar. A una mística húngara, Sor María Natalia Magdolona (1902-1992), sierva de Dios, en proceso de beatificación, le dijo la Virgen María, Señora de los Pueblos: "En el instante en que satanás tenga la ilusión de ser el amo del mundo y que le ha llegado el momento de instalarse en su trono, le arrebataré su botín. La victoria será tan sólo de mi Hijo y mía".

Sí hubo una conspiración para derrocar a Benedicto XVI y entronizar a Bergoglio

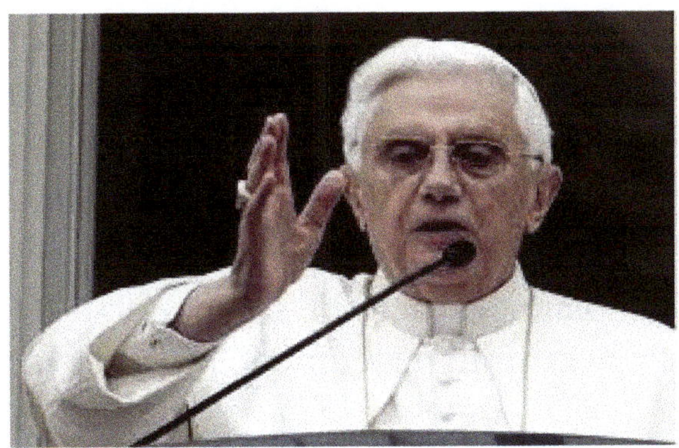

Cinco dirigentes católicos norteamericanos dirigieron una carta al presidente **Donald Trump** a fin de que abriera una investigación referida a una conjura para derrocar a **Benedicto XVI** y, posteriormente, entronizar a **Jorge Bergoglio**. Los cinco dirigentes en su carta dan una serie de datos y se hacen una serie de preguntas.

Hay otras muchas por hacer. El objetivo, según la propuesta de **Hillary Clinton** en sus correos de promover una "primavera católica", es acabar con el catolicismo y la Iglesia Católica, según los objetivos del conocido como nuevo orden mundial. Existen, por tanto, pruebas fehacientes de esa intencionalidad y los hechos corroboran manifiestamente la conspiración.

Es evidente el giro dado en la cabeza de la Iglesia católica de la continuidad de la línea de **San Juan Pablo II** que representaba **Benedicto XVI**, una de las mejores cabezas de Occidente, destacada por la seguridad doctrinal, a la asunción por **Bergoglio** de la agenda secularista de la corrección política, la sumisión al feminismo (comisión para analizar el diaconado de las mujeres), a las falaces tesis del calentamiento global al que de manera inusitada ha dedicado una Encíclica papal, entrando en terrenos que no le son propios, la plena aceptación de la tesis de eliminación de fronteras de la agenda de **George Soros**, el favorecimiento de la islamización de Europa, con grave riesgo para la supervivencia de un cristianismo tambaleante (llegó a recoger a tres familias musulmanas en Lesbos para llevarlas al Vaticano, dejando en tierra a familias cristianas perseguidas), todo ello acompañado de un espeso silencio en todo lo relativo al genocidio de los cristianos en Siria e Irak.

Bergoglio incluso intervino en la campaña electoral norteamericana posicionándose contra el Muro y negando la condición de cristiano a **Donald Trump**.

Cuando **Benedicto XVI** anunció, el 11 de febrero de 2013, su renuncia (hecho del que solo existe el precedente de **Celestino V** en el siglo XIII), sus palabras fueron: "**He llegado a la certeza de que mis fuerzas, debido a mi avanzada edad, no se adecuan por más tiempo al ejercicio del ministerio petrino. Con total libertad declaro que renuncio al ministerio de obispo de Roma y sucesor de Pedro".**

No se trataba de un problema estricto de salud, como es notorio, puesto que sigue vivo, dedicado a la oración como "*un peregrino que continúa su peregrinaje sobre la tierra y afronta la etapa final*", sino a un problema de fuerzas por avanzada edad ante los graves problemas que afectaban a la Iglesia.

Hagamos un inciso para incidir en que estamos ante uno de los hombres excepcionales, una de las mejores cabezas de Occidente y uno de los más lúcidos críticos del relativismo intelectual y moral, como se percibe en su libro Informe sobre la fe. Prefecto de la Congregación de la Fe con **San Juan Pablo II**, habla diez idiomas, lee griego antiguo y hebreo, tiene ocho doctorados honoris causa y es un consumado pianista cuyo autor preferido es **Mozart**. Sus dos encíclicas, *Deus caritas est* y *Spes salvi*, son de una gran espiritualidad. Cuando fue elegido Papa el 19 de abril de 2005 se retrató a sí mismo como "*un simple y humilde trabajador de la viña del Señor*".

Al margen de las interesantes preguntas que plantean los líderes católicos norteamericanos, la conjura contra **Benedicto XVI** fue a la luz del día y de manera constante, sin respiro. A nadie le puede caber duda de la existencia de una tiranía mediática que ha asumido como una especie de pseudo religión la corrección política, el secularismo y el nuevo orden mundial agnóstico. Tampoco existen demasiadas dudas sobre un entramado de premios para quienes se doblegan a esas absurdas tesis.

Benedicto XVI fue objeto de una sañuda campaña de los medios, cesada con **Bergoglio**, cuyas ocurrencias y confusiones son habitualmente celebradas, aunque notoriamente se haya ido desfondando por falta de contenido.

Todo el Papado de **Benedicto XVI** estuvo marcado por una persistente campaña sobre la pederastia de algunos pocos sacerdotes, muy amplificada, que ha cesado, casi por ensalmo, con la llegada de **Bergoglio**, como si se hubiera conseguido el objetivo. Según un ponderado estudio de **Philip**

Jenkins, el 99,8% de los sacerdotes católicos están fuera de toda duda y el porcentaje de pederastas no es superior al de ministros de cualquier otra confesión religiosa y mucho menor a cualquier colectivo relacionado con la educación o formación de niños y jóvenes. Muchas denuncias fueron falsas y los sacerdotes declarados inocentes. **Benedicto XVI**, que la condenó con total claridad, indicó que esos pecadores "*deberán responder ante Dios y los tribunales debidamente constituidos*".

La campaña terminó marcando como objetivo al propio **Benedicto XVI**. El 25 de marzo de 2010, *The New York Times*, uno de cuyos accionistas es **Carlos Slim**, y que se mueve en la línea de **George Soros**, publicó una colección de documentos para incriminar directamente a **Joseph Ratzinger**, bajo la acusación de que no respondió a más de 200 quejas contra el sacerdote americano **Lawrence Murphy**. Las autoridades civiles cerraron la investigación. Pero la campaña fue tenaz. El 9 de abril de 2010, la agencia *Associated Press* distribuyó un despacho en el que de nuevo señalaba a **Benedicto XVI** como responsable de encubrimiento.

Esa campaña, manifiestamente desproporcionada, exagerada y mantenida en el tiempo, tuvo, por sus efectos, el objetivo de demoler en lo personal a Benedicto XVI, un manifiesto estorbo para la agenda secularista-mundialista de la corrección política. Y cesó cuando fue elegido Jorge Bergoglio y se sometió desde el primer momento a las tesis anticristianas de George Soros y específicamente a la islamización de Europa (Soros propuso que un millón de musulmanes fueran acogidos anualmente en Europa hasta cambiar la textura vital europea en su delirante y amargada interpretación de la sociedad abierta).

Desde el primer momento, **Bergoglio** ha tenido el favor de los medios internacionales, casi con la misma intensidad con la que **Benedicto XVI** tuvo su animadversión por su posición de firmeza doctrinal contra el relativismo y en defensa de la moral absoluta. De manera casi tan sorprendente como el Premio Nobel de la Paz a Barack Husein Obama, **Bergoglio** recibió el Premio Carlomagno, agradeciéndolo con un discurso que representa la antítesis de Carlomagno y de Europa.

La conjura existió, fue tenaz, hasta convertir en un calvario el Pontificado de **Benedicto XVI**. En su último libro de entrevistas, el Papa emérito declara que sobre la elección de **Bergoglio** que "*nadie esperaba que fuera él. Yo lo conocía, por supuesto, pero no había pensado en él. Desde ese punto de vista, fue para mí una gran sorpresa*".

La filtración de los documentos de la *Open Society* de **George Soros** por Wikileaks ha mostrado como el diabólico magnate invierte dinero en pervertir la doctrina de la Iglesia y como considera a su hombre en el

Vaticano al cardenal de Honduras, **Óscar Rodríguez Maradiaga**, personaje de fuerte predicamento ante **Bergoglio**, hasta el punto de ser denominado el vicepapa. Esa perversión de la doctrina católica pasaba por la eliminación de cualquier defensa de la familia y del derecho a la vida. A tal fin, con motivo de la visita de **Bergoglio** a Estados Unidos, dedicó **Soros** 650.000 dólares. La conjura ha triunfado. Esa investigación que se pide debía llevarse a cabo para conocer los detalles. He aquí la carta de los líderes católicos:

Estimado Presidente Trump: El lema de la campaña "Make America Great Again", resonó con millones de estadounidenses comunes y su tenacidad en empujar hacia atrás contra muchas de las tendencias más dañinas recientes ha sido muy inspirador. Todos esperamos ver una reversión continua de las tendencias colectivistas de las últimas décadas.

Revertir las tendencias colectivistas recientes requerirá, por necesidad, la reversión de muchas de las medidas adoptadas por la administración anterior. Entre esas acciones creemos que hay una que permanece envuelta en secreto. Específicamente, tenemos razones para creer que un "cambio de régimen" del Vaticano fue creado por la administración Obama. Estábamos alarmados al descubrir que, durante el tercer año del primer mandato del gobierno de Obama, su anterior oponente, la secretaria de Estado Hillary Clinton y otros funcionarios gubernamentales con los que ella asoció, propusieron una "revolución" católica en la que la desaparición definitiva de la Iglesia Católica en América se realizaría. [1] Aproximadamente un año después de esta discusión por correo electrónico, que nunca tuvo la intención de hacer pública, encontramos que el Papa Benedicto XVI abdicó bajo circunstancias muy inusuales y fue reemplazado por un Papa cuya aparente misión es proporcionar un componente espiritual a la agenda ideológica radical de la izquierda internacional. [2] El Pontificado del Papa Francisco ha cuestionado posteriormente su propia legitimidad en multitud de ocasiones. [3][4].Durante la campaña presidencial de 2016 nos asombramos de presenciar al Papa Francisco activamente en su campaña contra las políticas propuestas sobre la seguridad de nuestras fronteras e incluso llegando a sugerir que usted no es cristiano. Apreciamos su pronta y puntiaguda respuesta a esta acusación vergonzosa [5].

Seguimos desconcertados por el comportamiento de este Papa ideológicamente cargado, cuya misión parece ser una de las agendas seculares más avanzadas de la izquierda en lugar de guiar a la Iglesia Católica en Su sagrada misión. Simplemente no es el papel apropiado de un Papa involucrarse en la política hasta el punto de que es considerado como el líder de la izquierda internacional.

Si bien compartimos su meta declarada para América, creemos que el camino hacia la "grandeza" es que América vuelva a ser "buena", parafraseando a Tocqueville. Entendemos que el buen carácter no se puede obligar a las personas, pero la oportunidad de vivir nuestras vidas como buenos católicos se ha hecho cada vez más difícil por lo que parece ser una colusión entre un gobierno hostil de Estados Unidos y un papa que parece tener tanta mala voluntad hacia los seguidores de las enseñanzas católicas perennes, como parece mantenerse a sí mismo.

Con todo esto en mente, y deseando lo mejor para nuestro país, así como para los católicos de todo el mundo, creemos que es responsabilidad de los católicos leales e informados de los Estados Unidos pedirle que autorice una investigación sobre las siguientes preguntas:

- ¿A qué fin la Agencia de Seguridad Nacional supervisó el cónclave que eligió al Papa Francisco? [6]

- ¿Qué otras operaciones encubiertas fueron llevadas a cabo por agentes del gobierno de Estados Unidos con respecto a la renuncia del Papa Benedicto XVI o el cónclave que eligió al Papa Francisco?
- ¿Los agentes del gobierno estadounidense tuvieron contacto con la "Mafia del Cardenal Danneels"? [7]
- Las transacciones monetarias internacionales con el Vaticano fueron suspendidas durante los últimos días antes de la renuncia del Papa Benedicto XVI. ¿Hubo alguna agencia gubernamental estadounidense involucrada en esto? [8]
- ¿Por qué se reanudaron las transacciones monetarias internacionales el 12 de febrero de 2013, un día después de que Benedicto XVI anunciara su renuncia? ¿Era pura coincidencia? [9]
- ¿Qué acciones, en su caso, fueron adoptadas por John Podesta, Hillary Clinton y otros vinculados a la administración Obama que participaron en la discusión proponiendo el fomento de una "primavera católica"?
- ¿Cuál fue el propósito y la naturaleza de la reunión secreta entre el Vicepresidente Joseph Biden y el Papa Benedicto XVI en el Vaticano el 3 de junio de 2011?
- ¿Qué papeles fueron desempeñados por George Soros y otros financieros internacionales que pueden estar residiendo actualmente en el territorio de los Estados Unidos? [10] Creemos que la existencia misma de estas preguntas no contestadas proporciona pruebas suficientes para justificar esta solicitud de investigación. Si

tal investigación revelara que el gobierno estadounidense interfirió inapropiadamente en los asuntos de la Iglesia Católica, solicitamos además la liberación de los resultados para que los católicos puedan solicitar la acción apropiada de aquellos elementos de nuestra jerarquía que permanecen leales a las enseñanzas de la Iglesia Católica. Por favor, entiendan que no estamos solicitando una investigación de la Iglesia Católica. Simplemente estamos pidiendo una investigación sobre las actividades recientes del Gobierno de los Estados Unidos, de las que ahora usted es el jefe ejecutivo. Gracias de nuevo, y tenga la seguridad de nuestras oraciones más sinceras. Respetuosamente, David L. Sonnier, LTC US ARMY (Retired) David L. Sonnier, LTC US ARMY (Jubilado) Michael J. Matt, Editor of The Remnant Michael Christopher A. Ferrara (President of The American Catholic Lawyers Association, Inc.) Chris Jackson, Catholics4Trump.com, Elizabeth Yore, Esq., Founder of YoreChildren

- 1. https://wikileaks.org/podesta-emails/emailid/6293
- 2. http://www.wsj.com/articles/how-pope-francis-became-the-leader-of-the-global-left-1482431940
- 3.http://remnantnewspaper.com/web/index.php/articles/item/2198-the-year-of-mercy-begins
- 4.http://www.cnn.com/2016/02/18/politics/pope-francis-trump-christian-wall/
- 5.https://www.donaldjtrump.com/press-releases/donald-j.-trump-response-to-the-pope
- 6.http://theeye-witness.blogspot.com/2013/10/a-compromised-conclave.html
- 7.http://www.ncregister.com/blog/edward-pentin/cardinal-danneels-part-of-mafia-club-opposed-to-benedict-xvi
- 8.http://www.maurizioblondet.it/ratzinger-non-pote-ne-vendere-ne-comprare/
- 9.https://akacatholic.com/money-sex-and-modernism/
- 10.http://sorosfiles.com/soros/2013/03/soros-funded-catholic-groups-behind-african-socialist-as-next-pope.html

Bergoglio con su "acto de amor", reunido en secreto con el CEO de Pfizer, Albert Boula y el Vaticano financiado por George Soros y Bill Gates

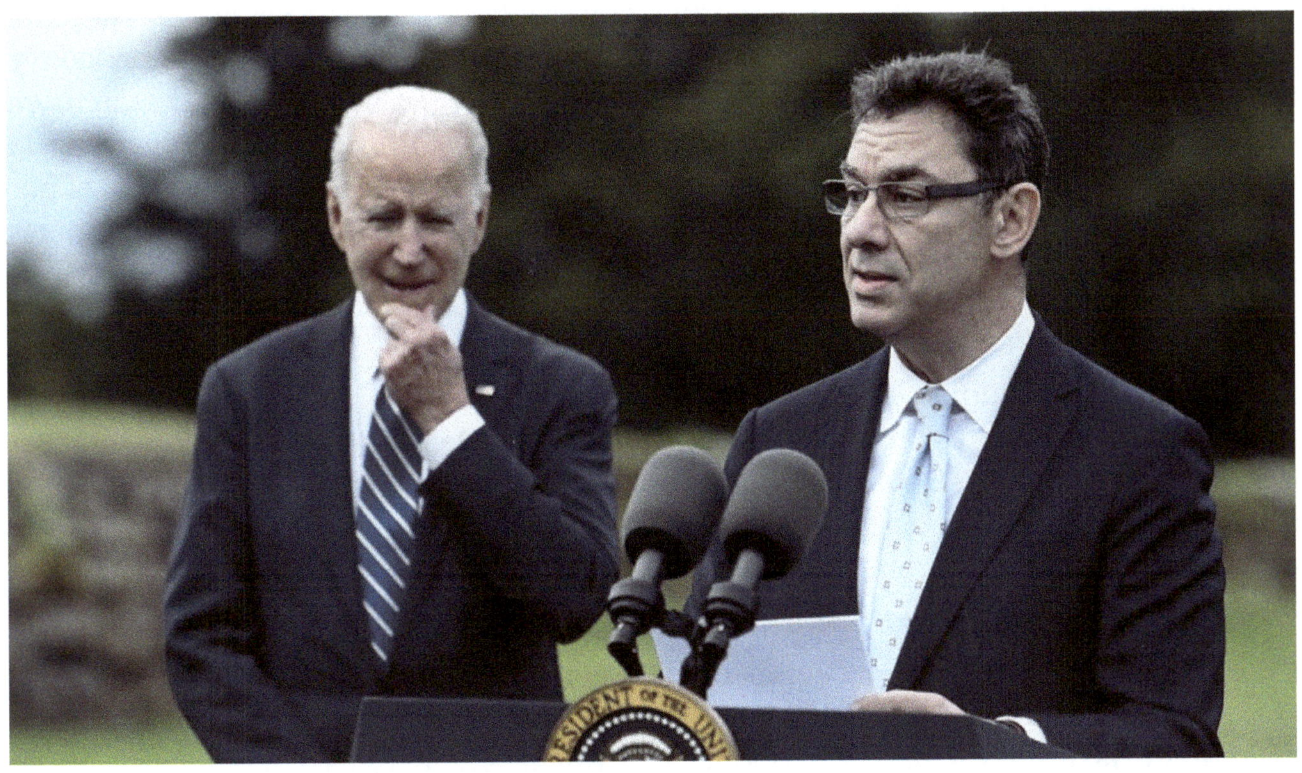

Echando una mirada de águila sobre la historia reciente de la Iglesia, que es la sal del mundo, el Pontificado de San Juan Pablo II fue un bálsamo de paz y de recuperación, con su fuerte personalidad y su amor a la Eucaristía y a la Virgen, se reafirmaron los anclajes profundos de la fe y la piedad. El de Benedicto XVI fue la continuidad en la que se desataron todas las tormentas del averno, porque los diablos no podían esperar para poner a punto sus planes genocidas y liberticidas. Benedicto XVI nunca debió abdicar. Sigue vivo. Hubiera pasado el tiempo para la elección simoniaca de Bergoglio y su proceso de demolición. Urgía.

Ante una crisis como la que afrontamos la Iglesia podía haber hecho oír su voz denunciado la tropelía infinita de las timo vacunas, basada en los estudios de científicos católicos. Eso hubiera sido suficiente, decisivo, para frenar la mentira. Y, sin embargo, la Iglesia Católica ha sido la que se ha enfangado más en la mentira, la que ha llevado la mentira a sus últimas consecuencias, la que con Bergoglio más bajo ha caído al decir que es la hora de vacunarse todos y la que ha calificado la timo vacunación como "un acto de amor"y la que ha impuesto en el Vaticano las medidas tiránicas en un nivel más estricto. Dado que esta lucha es entre el bien y el mal, entre la luz y las tinieblas, en el sentido más profundo es una lucha religiosa, en el que la jerarquía ha traicionado y se ha pasado con armas y bagajes al enemigo, el padre de la mentira, a satanás.

Según el National Catholic Register, que goza de general credibilidad, Bergoglio se reunió en privado en noviembre de 2019, poco antes de que comenzara la pandemia, la emergencia sanitaria del coronavirus, con Melinda Gates. Según el National Catholic Register, "la reunión, bien conocida en el Vaticana, no fue anunciada y nunca ha sido reconocida oficialmente". Posteriormente, se ha reunido en secreto en dos ocasiones con Albert Boula, consejero delegado de Pfizer. "A diferencia de la mayoría de las audiencias privadas papales, estas reuniones no fueron anunciadas por la Oficina de Prensa de la Santa Sede que no respondió a las reiteradas solicitudes para confirmar las reuniones".

Con intereses económicos por medio

Bergoglio se ha reunido con los principales autores del ataque genocida de bio terrorismo. Da la impresión de para recibir consignas. De ahí salió el documento de la Congregación para la Doctrina de la Fe considerando el bien de la timo vacuna superior al mal de que esté elaborada con restos de fetos abortados; un auténtico delirio doctrinal. ¿Esta componenda con el mal absoluto se hace gratis? No. Hay intereses económicos de por medio de los que se lucra el Vaticano de Bergoglio.

Una investigación muy bien documentada de la web Church Militant revela como Google, Soros y Bill Gates financian los medios de comunicación católicos que están a favor de la timo vacuna para oponerse a quien, en la Iglesia, no lo está. Y se descubre que quien guía el consorcio de los medios de comunicación católicos, que se autodenominan fact-checkers (es decir, que controlan la veracidad de las noticias, en esta caso, sobre la vacuna contra el COVID) es el portal **Aleteia**, publicado en siete idiomas, que goza de una estrecha colaboración con el Dicasterio vaticano para las Comunicaciones y, también, con el Pontificio Consejo para la Nueva Evangelización.

El consorcio, que incluye unos treinta medios, está activo desde hace unos meses y busca nuevos reclutas a través de su propio sitio catholic factchecking.com (definido "International Catholic Media Consortium on Covid-19 vaccines", es decir, Consorcio internacional de los medios católicos sobre la vacuna COVID-19). Este consorcio es uno de los once proyectos (sobre 309 competidores de 74 países) que se ha repartido los tres millones de dólares puestos a disposición por Google News Inititative a través de Covid-19 Vaccine Counter-Misinformation Open Fund. En resumen, Google está preocupada por quienes cuestionan la narrativa según la cual la timo vacuna es la única salvación para la humanidad y pone en marcha todo su poder para oponerse totalmente al enemigo. Solo esto, al ser Google el principal motor de búsqueda en el mundo, debería preocupar. Preocupación que debería convertirse en inquietud cuando se sabe que, desde 2019, el «hermano» de Google (emanación de la misma compañía Alphabet), Verily, que se ocupa de sanidad, tiene una "alianza estratégica" con grandes compañías farmacéuticas, entre las cuales Pfizer. Además, actualmente Verily es socio de Pfizer y del Duke Clinic Research Center en el estudio de la seguridad a largo plazo de las vacunas contra el COVID. En el Comité científico preparado por Catholicfactchecking hay tres miembros de la Pontificia Academia para la Vida, entre los cuales su canciller, monseñor Renzo Pegoraro. Los otros dos son Rodrigo Guerra Lopez y el padre Alberto Carrara. El Vaticano oficialmente representado en el trabajo sucio, a favor también de la timo vacunación de los niños, de Google, George Soros y Bill Gates.

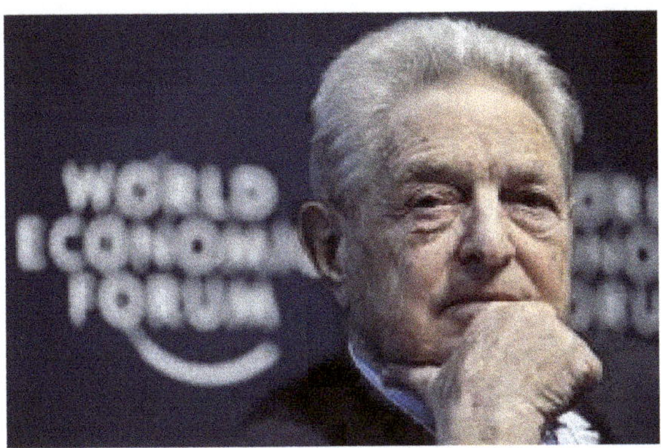

George Soros.

El viejo Catecismo, con sabiduría, aconsejaba huir de las malas compañías. Pero estas son más que eso, establecen una conjunción de intereses, que sitúan a la Iglesia bergogliana como punta de lanza y ariete de los planes satánicos globalistas, siendo la timo vacunación el antibautismo de satán. ¿Queda ahí la unidad de acción? ¿Quedan ahí los intereses económicos cruzados? Al comienzo de la pandemia se hicieron públicas las dificultades económicas del Vaticano, y luego se ha hecho un silencio espeso, en donde lejos de hablar de penurias, Bergoglio, en respaldo de las tesis de Soros, generosamente dona 100 millones para atender a las necesidades de quienes intentan asaltar la frontera polaca.

En este personaje vanidoso e hipócrita, la retórica va por un lado y la práctica va por otro. Mucho hablar de diálogo y su liderazgo es déspota y tiránico, hasta haber impuesto las medidas más restrictivas del pasaporte covid. Con el fin explícito de frenar la transmisión, pero consiguiendo el efecto contrario: propagarla, porque la enfermedad es provocada por la proteína Spike, que es patógena, que es la que se inyecta con la falsa vacuna. La timo vacuna infecta y propaga, es genocida. El Secretario de Estado del Vaticano, el segundo puesto más importante en el organigrama de la Santa Sede después del Papa, el cardenal italiano Pietro Parolin, ha dado positivo por coronavirus; es decir, ha sido infectado. Su segundo en la Secretaría de Estado, el sustituto, el arzobispo venezolano Edgar Peña Parra, también ha contraído el virus; es decir, también ha sido infectado. El Secretario de Estado del Vaticano y su adjunto recibieron dos dosis de timo vacuna y la de refuerzo.

El cardenal Parolin fue el firmante del decreto por el que el Vaticano se convirtió en uno de los estados más restrictivos respecto a la pandemia de coronavirus, en el que se obligaba, en la práctica, a la vacunación de todo el personal de los Dicasterios, Organismos y Oficios que integran la Curia Romana y de las Instituciones vinculadas a la Santa Sede, y se extendía también a los colaboradores externos y a quienes realizaran actividades en los mismos Órganos, al personal de empresas externas y a todos los visitantes y usuarios.

Un déspota con ansias de poder que utiliza los vicios

¿Quién este pozo de maldad irrestricta que quiere destruir a la Iglesia de Cristo? El sobrino del predecesor en el arzobispado de Buenos Aires, el Doctor J. A. Quarracino hace un dibujo al óleo de su personalidad, con conocimiento de la narrativa y la doble personalidad del personaje. "De 1995 a 2002 trabajé en el ambiente de Bergoglio. Era rector de la Universidad del Salvador, donde yo trabajaba". En ese momento, Bergoglio, que fue nombrado arzobispo en 1998, "mantenía un perfil muy jesuita, muy piadoso, muy pastoral". El arzobispo Bergoglio encubrió repetidamente los abusos sexuales y las malas conductas "porque esto a menudo afectaba a personas cercanas a él".

"Se habló mucho del caso de un sacerdote en quien confiaba mucho y que era conocido por sus tendencias homosexuales", dijo Quarracino. "Bergoglio lo 'ayudó' enviándolo a Roma unos años antes de convertirse en Papa, entre otras cosas porque eso le permitió conocer mucha información confidencial de la Santa Sede. No hay que olvidar que este tipo de personalidades suelen recopilar información de todo tipo, información que le interesaba a Bergoglio". Quarracino también recuerda que un funcionario "muy cercano" a Bergoglio siguió trabajando en la Universidad del Salvador incluso después de que el arzobispo fuera informado de que el hombre distribuía pornografía a los universitarios.

"En abril de 2001, pocos meses después de su elevación a Cardenal, un empleado de la Universidad del Salvador, de la que era Gran Canciller, le informó que una persona muy cercana a Bergoglio, que no sólo trabajaba en esta casa de estudios sino que era también funcionario, había repartido fotos pornográficas a miembros de la universidad por diversión", relata Quarracino. "Esta persona pudo continuar trabajando durante varios años sin ningún problema, mientras que la persona que le había señalado esto a Bergoglio fue despedida sin causa unos meses después".

Sin embargo, el homosexualismo mostrado por Bergoglio durante su papado no era visible públicamente en Argentina, dijo Quarracino. "Eso habría hecho imposible que él fuera elegido Papa".

Pero hubo "casos conocidos de sacerdotes que mostraron tal comportamiento y siempre pudieron contar con la protección discreta de Bergoglio. Recién comenzó a hacer esto abiertamente cuando llegó a la Cátedra de Pedro, por ejemplo, cuando le dio refugio y protección política y eclesiástica a alguien como el obispo Zanchetta".

El ex obispo argentino Gustavo Zanchetta, uno de los primeros designados por Bergoglio, fue acusado en 2019 de abusar sexualmente de dos seminaristas. Después de la renuncia de Zanchetta dos años antes, Bergoglio creó un puesto especialmente para él en una agencia del Vaticano que supervisa los bienes y propiedades inmobiliarias de la Santa Sede. La relación de Bergoglio con Zanchetta provocó indignación en 2019 cuando se reveló que el Vaticano había sido notificado ya en 2015 sobre las acusaciones de que el obispo atacó a los seminaristas.

A lo largo de su carrera, Bergoglio eligió deliberadamente a colaboradores escandalosos "a todos los niveles", dijo Quarracino, "aparte de que siempre se ha rodeado de personalidades mediocres, sumisas y serviles. El estilo de liderazgo de Bergoglio es el de un déspota que no permite la contradicción ni el juicio independiente".

Quarracino también señala como Bergoglio, quien había cultivado la apariencia de piedad y ortodoxia, "cambió su enfoque por completo" después de su elevación como arzobispo de Buenos Aires.

"Empezó por distanciarse de todos los que no conocía y que no pertenecían a su círculo de amigos, y se destacó por el hecho de que nadie sabía lo que realmente pensaba, ya que siempre le decía a cada interlocutor lo que quería escuchar".

La heterodoxia de Bergoglio no se hizo evidente inmediatamente después de su nombramiento, pero se hizo clara en un año y medio, según Quarracino. "Pero a medida que pasaba el tiempo, comenzó a mostrar signos de cierta 'laxitud', no tanto en lo que decía sino en lo que hacía".

En diciembre de 1999, por ejemplo, Bergoglio ordenó a la arquidiócesis que celebrara una "Misa del Milenio", en desacuerdo con el próximo Año Jubilar proclamado por el Papa San Juan Pablo II y celebrado por la Iglesia universal. "Creo que hizo esto para mostrarle al 'mundo de los poderosos' que él era lo suficientemente independiente para actuar independientemente de la Iglesia universal, respetando la forma".

La carrera de Bergoglio estuvo marcada durante mucho tiempo por el conflicto. En el momento en que se presionó para que lo nombraran obispo auxiliar de Buenos Aires a principios de la década de 1990, los jesuitas habían "desterrado" al ex provincial a Córdoba "para mantenerlo alejado de Buenos Aires". "El final de su mandato estuvo marcado por grandes divisiones internas entre sus amigos y opositores".

La promoción "resolvió el gran problema de Bergoglio, a saber, el enorme conflicto que tenía con muchos jesuitas que habían sido sus amigos y de los que se había distanciado", explica Quarracino. Pero como obispo auxiliar, agrega, Bergoglio aún podría ser "duro, incluso cruel".

"El obispo auxiliar Bergoglio supo ganarse la estima de una gran parte del clero joven con su sencillez, piedad, cuidado y orientación psicológica, que ejerció como ningún otro, a menudo para bien, en algunos casos para mal. Con aquellos que cayeron en desgracia con él, era duro, incluso cruel. Sutilmente dejó de lado al clero mayor para promover a sus amigos y jóvenes protegidos".

"No conozco los detalles, pero desde la distancia creo que fue su personalidad lo que lo puso en conflicto con sus hermanos, porque siempre aspiró al poder".

En un clima de putrefacción de la jerarquía

Bergoglio ha surgido en un clima de putrefacción de la jerarquía eclesiástica, de desfonde moral hasta los abismos de la herejía y la apostasía, en la que los próximos a Bergoglio imponen el pasaporte covid para acceder a los templos y a los Sacramentos. Tres cardenales bergoglianos que van por el camino de la perdición son el arzobispo de Chicago, Blase Cupich, el arzobispo de Luxemburgo, Jean-Claude Hollerich. y el de Lima, Carlos Castillo Mattasoglio, que no tiene fe porque no cree que Jesucristo en la Cruz redimiera al mundo de sus pecados.

Así, el ignorante del arzobispo de Chicago, el cardenal Blase Cupich, ha escrito un comunicado, publicado por la archidiócesis estadounidense en el que insta a los que no se han vacunado aún a hacerlo, y a facilitar el acceso del veneno de muerte «especialmente a los niños".

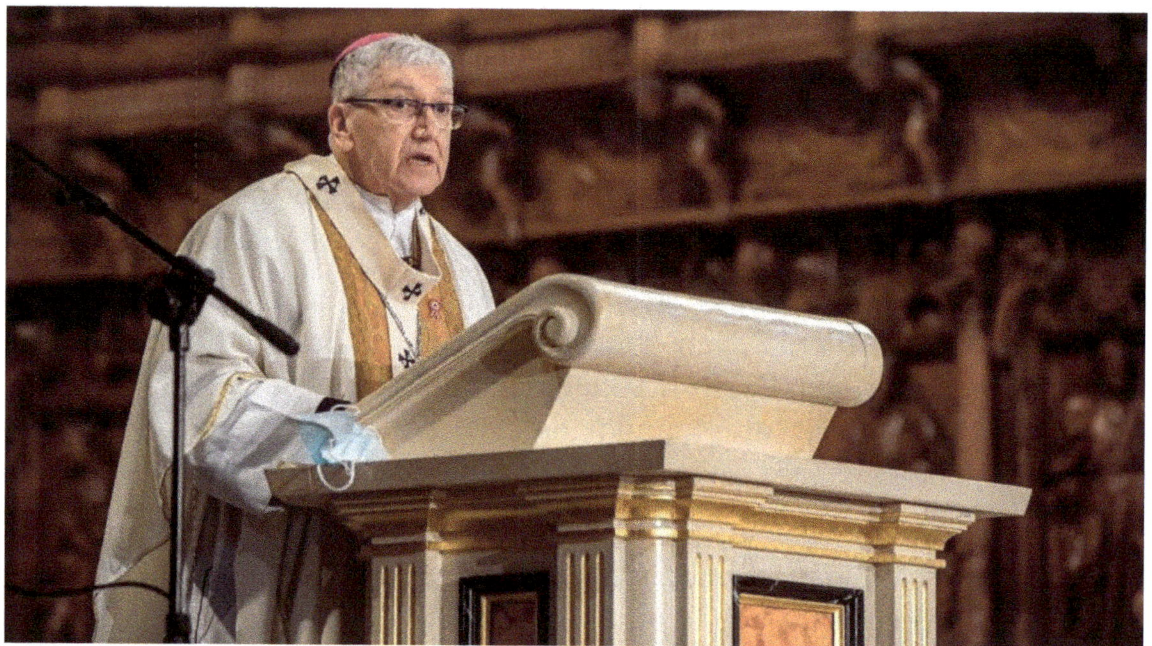

Carlos Castillo Mattasoglio.

El arzobispado de Lima publicó el pasado 22 de diciembre un comunicado sobre las medidas sanitarias adoptadas para esta Navidad. En el escrito, el arzobispado de Lima «invita a todos los fieles católicos a procurar el respeto, cumplimiento y puesta en práctica eficiente de dichas medidas en todos los recintos cerrados donde haya peligro de contagio». el segundo punto del comunicado dice que «se recuerda la obligatoriedad de la presentación del carné de vacunación actualizado para acceder a cualquiera de nuestros recintos. Cada parroquia debe organizar el modo de control eficaz".

Es el mismo cardenal 'católico' que evacúa una grosera herejía negando la Redención de Cristo en la Cruz, que le llevaría a abandonar el capelo cardenalicio si le quedara un mínimo de dignidad: "Y Jesús no muere haciendo un sacrificio de un holocausto, Jesús muere como un laico asesinado, que Él decide no responder con venganza y que acepta la cruz para darnos signo de vida", dijo el Prelado peruano en la Misa que presidió el domingo 19 de diciembre de 2021 en la Catedral de Lima.

"Y muere como un laico que da esperanza a la humanidad, muere como un ser humano como todos ustedes que están aquí presentes, también nosotros, porque nosotros no podemos ser sacerdotes sin primero ser laicos bautizados"

Y el cardenal Hollerich anda también porque los purasangres puedan entrar en los templos. «En este momento en que la pandemia está resurgiendo, debemos salvar vidas, y este pase verde debería dar la bienvenida a la gente a la misa», dijo el cardenal Jean-Claude Hollerich, presidente del Comece, con sede en Bruselas. «Desde Navidad, está en vigor en Luxemburgo una ley que permite que sólo las personas vacunadas participen en las liturgias, excepto en las celebraciones con menos de 20 fieles. Algunos sacerdotes se han opuesto, y esto no ayuda a buscar una solución».

Son, claramente, las ladillas del cojón del Anticristo, tres pozos de mierda satánica embutidos con arreos de color púrpura.

Toca a los católicos fieles y leales a Jesús, el Redentor, el Salvador, acogernos a la Iglesia como el Cuerpo Místico de Cristo, en comunión con el coro de los santos que nos han precedido.

La Venida de Jesucristo, en Gloria y Majestad, es inminente

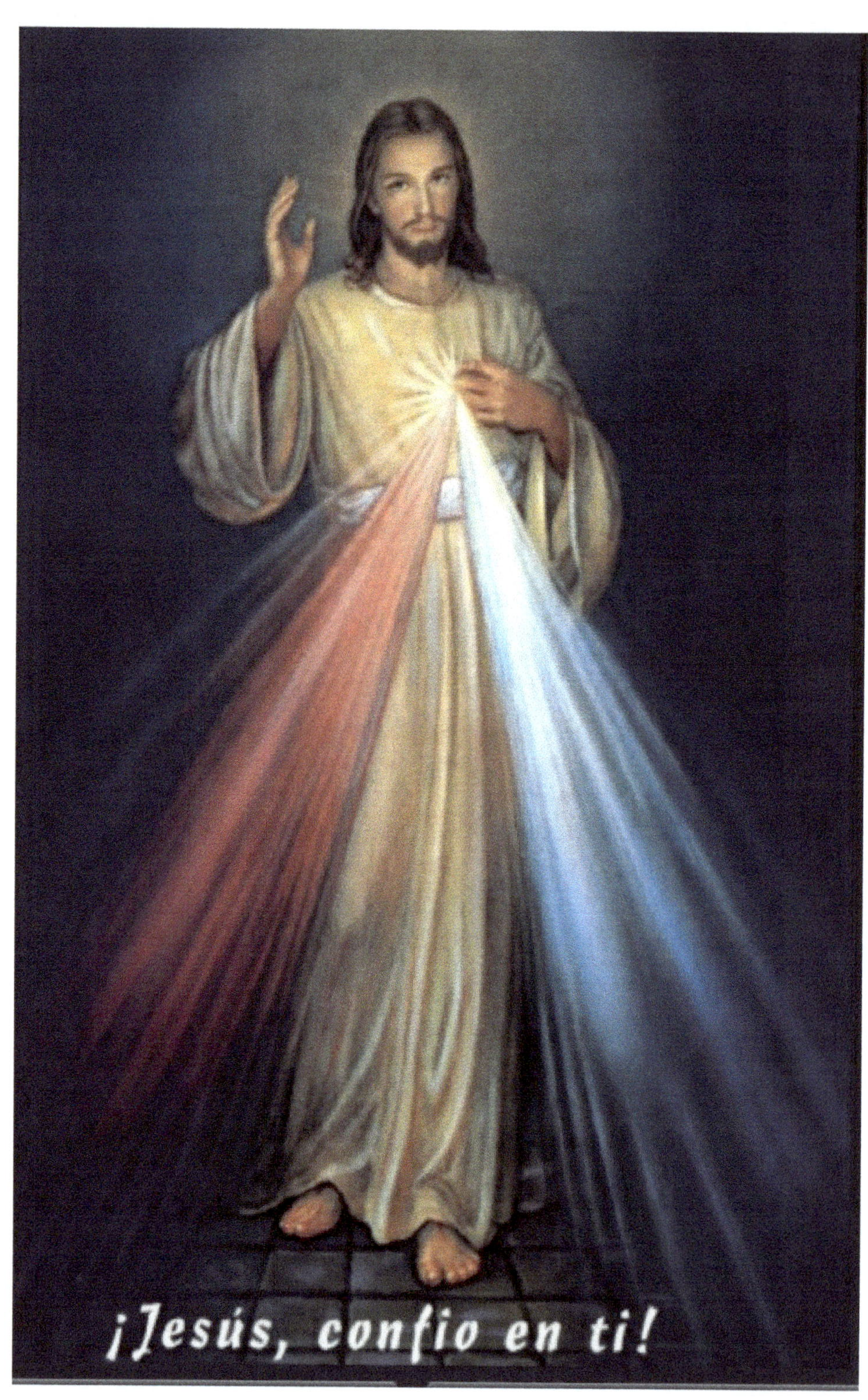

No sabemos ni el día ni la hora, pero la venida de Jesucristo, en Gloria y Majestad, la segunda venida del Señor es inminente y debemos prepararnos para ella, según la Santísima Virgen, rezando el Rosario e intensificando nuestro trato de amor a la Eucaristía. Por tres veces, al menos, la Virgen en persona nos ha venido a advertir de este hecho, de esta noticia tan importante, sin precedentes en la historia. Escribo como periodista interesado en dar la primicia de una noticia que nos desborda y para la que el Señor ha enviado, reiteradamente, a una fuente de máxima solvencia y fiabilidad: a Su Santísima Madre.En tres ocasiones, al menos, la Virgen María nos ha advertido de este hecho que cambiara nuestras vidas. En Kubeho, Ruanda, en donde entre 1981 y 1989, nos avisó de esta Segunda Venida. De ella da testimonio Alphonsine Mumereke. Estas son sus palabras: "El mundo está llegando a su fin. El regreso de Jesús está muy cercano...La Reina de los Ángeles viene a aconsejarnos que nos preparemos para la venida de su Hijo. Tenemos que sufrir con Jesús, rezar y ser apóstoles para prepararnos para su venida". Más claro, agua.

No sabemos ni el día ni la hora pero sí sabemos que será en el plazo de nuestra vida. En Medjugorje, donde hace cuarenta años, que se aparece diariamente la Virgen, ahora a tres videntes, late la misma sugerencia imperiosa sobre la venida del Salvador. Estas, de hecho, las de Medjugorje, un pueblo en la Herzegovina, serán las últimas apariciones. Hay "diez secretos" que serán revelados por el Padre Peter Ljubicic, franciscano, que es la persona escogida por Mirjana, una de las videntes, para comunicarle cuando llegue el momento. Quiere decir, por tanto, que será para nuestra generación, que formara parte de nuestras vidas, que lo veremos. La Virgen nos pide el rezo del Santo Rosario, la Confesión al menos mensual, ayudar a pan y agua los miércoles y viernes, el trato amoroso y frecuente con la Eucaristía.

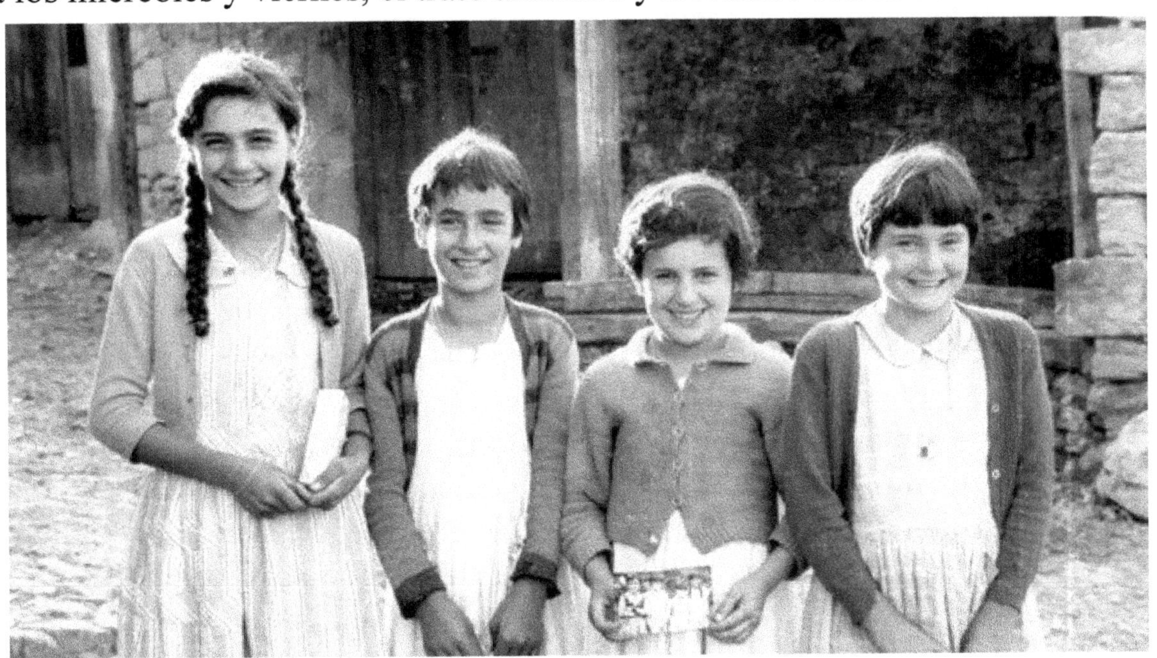

Las videntes de Garabandal.

Entre 1961 y 1965, se sucedieron las apariciones de la Virgen en un pequeño pueblo de Cantabria, llamado San Sebastián de Garabandal. El demonio ha hecho muy bien su faena y las apariciones de Garabandal no son hoy conocidas más que por pequeños cenáculos. Y, sin embargo, son evidentemente verdad, por lo que ahora indicaré. Primer mensaje: "Hay que hacer muchos sacrificios, mucha penitencia, visitar al Santísimo, pero antes tenemos que ser muy buenos y si no lo hacemos nos vendrá un castigo. Ya se está llenando la copa y si no cambiamos nos vendrá un castigo muy grande". Las videntes eran niñas entre los 11 y los 12 años. Segundo Mensaje: Fue dado por el Arcángel San Miguel, en nombre de la Virgen María, como su mensajero: "Como no se ha cumplido y no se ha hecho conocer al mundo ni Mensaje del 18 de octubre, os diré que este es el último. Antes la copa se estaba llenando, ahora está rebosando. **Los sacerdotes, obispos y cardenales van muchos por el camino de la perdición y con ellos llevan a muchas almas. A la Eucaristía cada vez se le da menos importancia.** Debemos evitar la ira de Dios sobre nosotros con nuestros esfuerzos. Si le pedís perdón con vuestras almas sinceras Él os perdonará. Y, vuestra Madre, por intercesión del Ángel San Miguel, os quiero decir que os enmendéis, Ya estáis en los últimos avisos. Os quiero mucho y no quiero vuestra condenación. Pedidnos sinceramente y Nosotros os lo daremos. Debéis sacrificaros más. Pensad en la Pasión de Jesús".

Prueba de la verdad de este Mensaje, impensable que les ocurriera a unas niñas, es que Conchita, la mayor, cuando fue de interna al Colegio de la Congregación de Concepcionistas Misionera de la Enseñanza, a la Madre María Nieves García, su confidente, le dijo: "Antes de decirme la Virgen, yo creía que todos los sacerdotes eran buenos. Jamás pensé que cometieran pecado mortal". Utilizo aquí el libro "*Madre de Dios y Madre nuestra: Fátima, Ámsterdam y Garabandal"*, de Santiago Lanús, Editorial San Román. En esos años, estas frases subrayadas en negrita pudieran escandalizar, pero son terriblemente evidentes, y se reciben con la indiferencia de la apostasía de la clerigaya, hoy en día. Muchos cardenales, muchos obispos y muchos sacerdotes actúan como si no tuvieran fe, siembran la confusión o la herejía modernista. La Eucaristía es totalmente descuidada y ofendida. Antes de entrar en esta nuclear y decisiva cuestión -la Virgen le dijo a Conchita que visitara con frecuencia al Santísimo- voy a señalar que en Garabandal se incluyen el Aviso, el Milagro y el Castigo.

El dato clave de que será pronto

Pues bien, en la página 261 del libro de Santiago Lanús se dice: "Sobre la situación previa al Aviso Conchita manifestó a la Madre María Nieves que habría un Sínodo en Roma antes del Aviso". Este dato es clave para entender que se ha puesto en marcha la cuenta atrás. Bergoglio acaba de inaugurar un Sínodo que durará dos años y que tiene como finalidad la total destrucción de la Iglesia, según los dictados modernistas y globalistas, vaciándola de todo contenido sobrenatural. Baste una anécdota que puede ser elevada a categoría: el presidente de la Conferencia Episcopal alemana, Georg Bätzing, ha girado vista a la Red del Diaconado Femenino, en el convento de las Hermanas Franciscanas de Waldbreitbach, en donde habló de "un nuevo viento que sopla en las velas" y de un "verdadero signo de esperanza». Este es el clima presinodal, que pretende acabar con la Revelación, implicando a todas las parroquias; falso democratismo que sólo servirá para una dictadura clerical y de Bergoglio. Pero Jesucristo dijo que las fuerzas del mal no prevalecerán sobre la Iglesia. Entonces se hace necesaria una intervención extraordinaria divina, que impida -como vieron las videntes de Garabandal- una prueba para la Iglesia a punto de perecer.

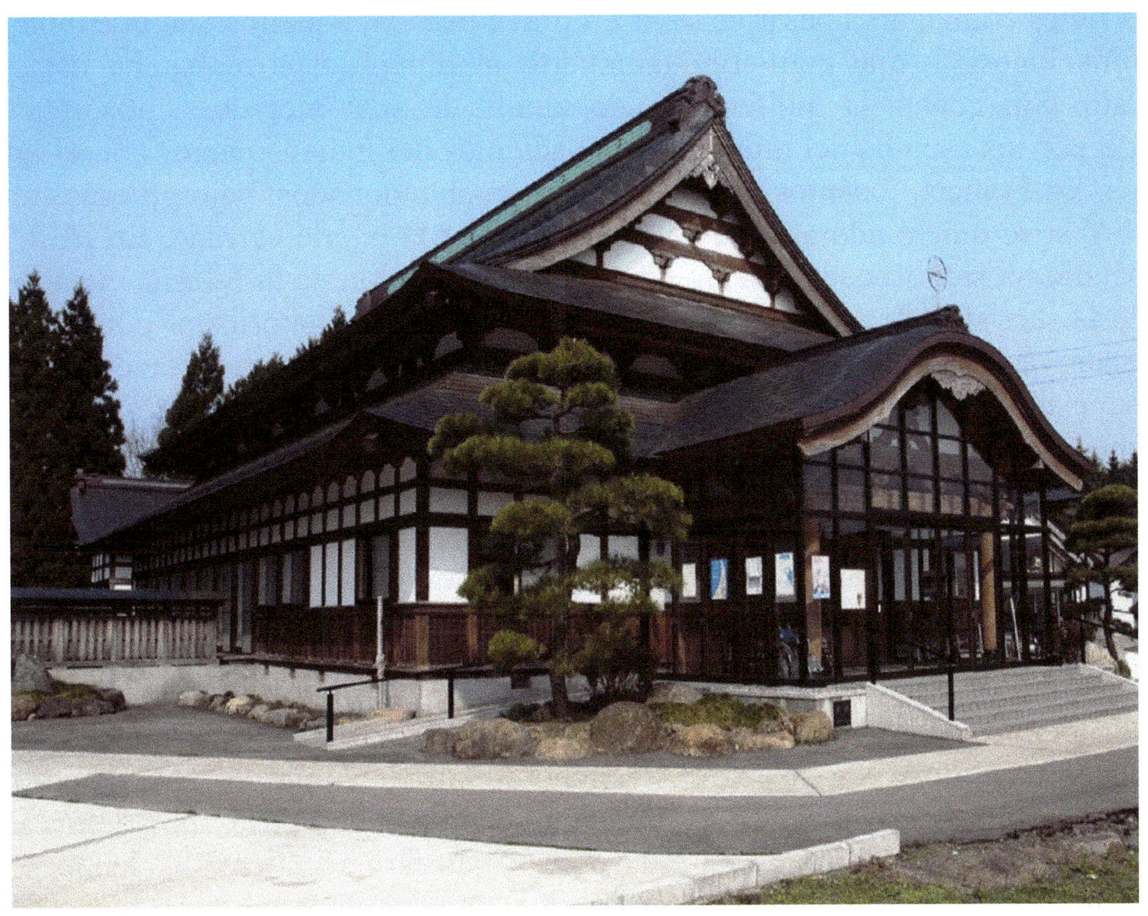

Monasterio de Akita

Es el humo de satanás del que hablo Pablo VI o de esa intervención extraordinaria que pedía San Juan Pablo II. La Virgen se lo dijo a una monja japonesa, Agnes Katsuko Sasagawa, en Akita, el 13 de octubre de 1973: "La obra del demonio infiltrará hasta dentro de la Iglesia de tal manera que se verán cardenales contra cardenales, obispos contra obispos. Los sacerdotes que me veneran serán despreciados y encontrarán oposición de sus compañeros..., iglesias y altares saqueados; la Iglesia estará llena de aquellos que aceptan componendas y el demonio presionará a muchos sacerdotes y almas consagradas a dejar el servicio del Señor. El demonio será especialmente implacable contra las almas consagradas a Dios". Esto es de rabiosa y penosa actualidad, con el cardenal Muller, el cardenal Sarah, el arzobispo Viagnò defendiendo la ortodoxia católica que otros tratan de romper, con Bergoglio a la cabeza.

Sobre la Eucaristía la situación ha llegado a ser terrible, desde que se banalizó la Liturgia; en muchas Iglesias se ha perdido la fe en la presencia de Jesucristo. Me parece que Sor Emmanuel Maillard, de la Comunidad de las Bienaventuranzas, lo describe bien en estos párrafos de su libro "El Niño escondido de Medjugorje": "Diariamente, hieren a Jesús, se ríen de Él, lo pisotean. El número de sectas que profanan la Eucaristía va en aumento. Cada domingo, en casi todas las parroquias, ciertos fieles comulgan a pesar de vivir en grave pecado, aquellos que la Biblia llama "abominaciones" y que confieren la muerte al alma. Jesús nunca ha estado tan torturado. Sin contar la indiferencia de tantos de sus "elegidos", absortos tan a menudo por los asuntos del mundo e inconscientes del inmenso amor con el que son amados. En Francia, ¡cuántos tabernáculos están abandonados, bajo gruesas capas de polvo! Y si se quiere adorar, uno se encuentra con la puerta cerrada. En EE.UU., el tabernáculo ha sido frecuentemente confinado a un rincón de la Iglesia, cuando no lo ha sido la sacristía. A veces, se han quitado hasta los reclinatorios, y pobre de aquel que se atreva a arrodillarse durante la consagración: es mal visto y corre el riesgo de hacerse excluir". Los niños son mal preparados para su Primera Comunión, con frecuencia un mero acto social; una vez hecha no vuelven a pisar la Iglesia. No se visita al Santísimo; no se puede visitar, porque las Iglesias están cerradas a cal y canto. Hay sacerdotes que demuestran una falta de delicadeza pavorosa; se habla y vocifera en las Iglesias antes y después de la Santa Misa. Se profanan los Templos con la aquiescencia de la clerigaya.

Bergoglio y la jerarquía, genocidas y criminales, ¡no se puede caer más bajo!

En el genocidio que se perpetra, Bergoglio adopta la posición más criminal y asesina. Ha llegado a calificar que inyecten el veneno de muerte como un "acto de amor", ha impuesto la tiranía covidicia en el Vaticano. Siempre dos pasos por detrás de sus amos, los genocidas, la última ha sido pedir a las farmacéuticas, haciendo suya la propuesta de George Soros, de que liberen las patentes de las timo vacunas para así poder exterminar mejor a los pobres, una aniquilación universal. Los sacerdotes se han vacunado casi todos: una Iglesia sin clero y sin Sacramentos, el ideal satánico, compartido por Bergoglio. Cuando con mentira asquerosa y abyecta, se engaña a la gente de la manera más ruin, con el único fin de matarles, de eliminar población, la jerarquía católica, con Bergoglio a la cabeza, participa en el engaño colectivo, en la masacre general. ¡Más bajo no se puede caer!

Dios, ¡cuánto sufrimiento! ¡Ven, Señor, no tardes!

El paisaje de la Verdad en San Sebastián de Garabandal

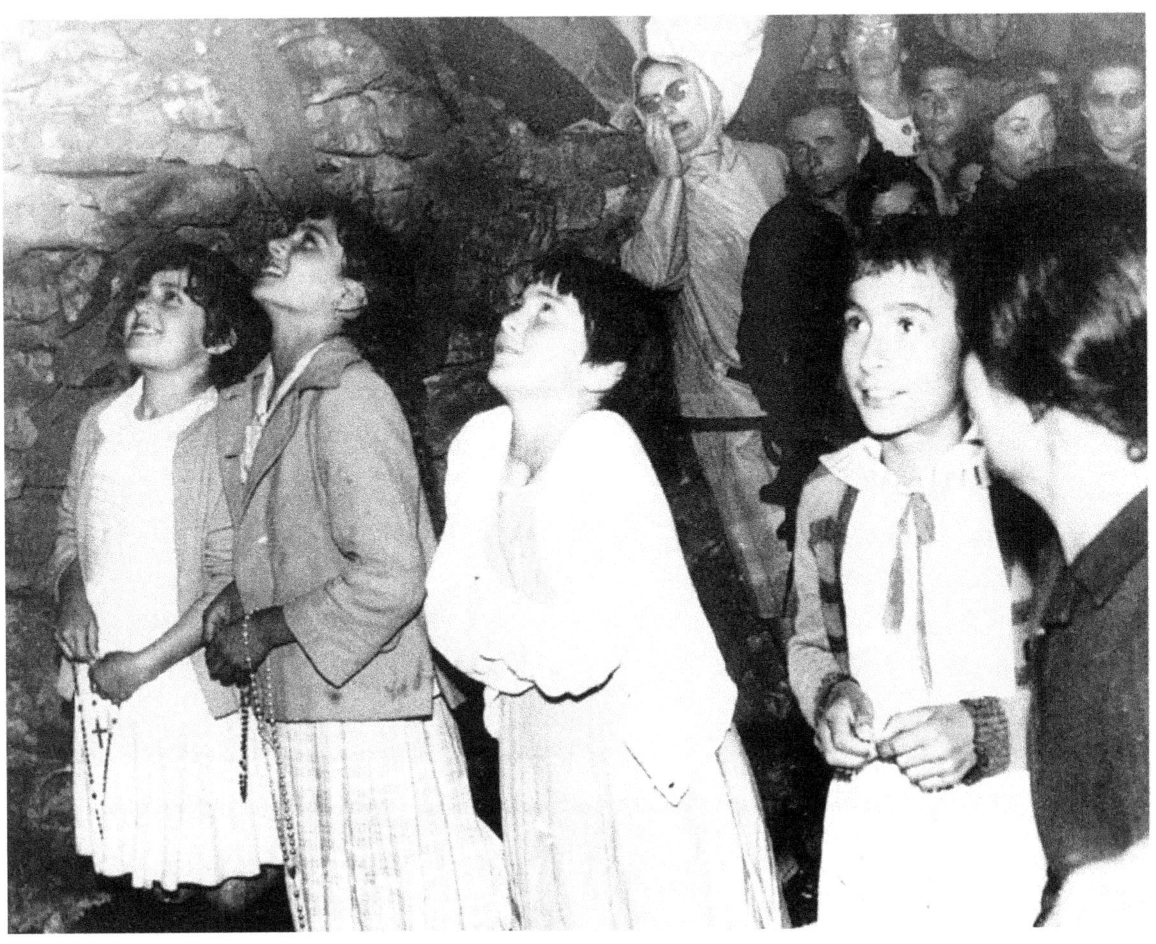

En este mundo relativista, en el que nos hemos enfangado, en el que parece imposible distinguir la verdad y la mentira, con lo que la mentira domina el mundo, como decía el maestro Jean François Revel, el paisaje de San Sebastián de Garabandal es una sinfonía de Verdad, es la Verdad en estado puro, en su cándida inocencia.

Primero, el pueblo con la belleza de un rincón de los Picos de Europa, en la sierra de Peña Sagra, a orillas del río Vendul. Santiago Lanús, enamorado de la Virgen y de Garabandal, lo describe así, en su libro "Garabandal, ¡Llegó la hora!": "Esos días me sentía como en el paraíso y además Garabandal tiene un especial encanto geográfico natural que por sí solo también ayuda al recogimiento y a quererlo". Empinadas laderas donde crece la hierba que se recoge para el ganado, calles pedregosas, huertas de manzanos, casas dignas de piedra. El brigada de la Guardia Civil, Juan Álvarez Seco se vuelve poeta al llegar al pueblo: "Durante mi acceso a la pequeña localidad pude apreciar un paisaje maravilloso, que me hizo recordar los 'Belenes'. Ya en el pueblo, observé como corrían por las calles el agua, las gallinas, las cochinillas...sin que faltaran ovejas, cabras y vacas con su tintineantes esquilas y cencerros".

Un pueblo de enraizadas costumbres cristianas

Un pueblo de enraizadas costumbres cristianas. A las doce el Ángelus. Reseña el Brigada: "Por la tarde rezan el Santo Rosario dirigido por el cura párroco y en su ausencia por la Maestra o por la viuda Máximina. Al entrar la noche, la mujer de Simón y madre de la vidente Jacinta sale por el pueblo con un farol y una campanilla" para que todos recuerden que sus últimas oraciones deben ir por las Benditas Ánimas del Purgatorio. La Maestra tiene una anécdota que quiero encomiar: tras la primera aparición del "Ángel", 18 de junio de 1961, las niñas se refugian en la parte de atrás de la Iglesia, cuando avisada aparece la Maestra y tras preguntarlas si es verdad, y responder afirmativamente, les dice 'vamos a rezar una estación a Jesús Sacramentado en acción de gracias". ¡Olé! ¿Cuántas docentes reaccionarían hoy con esa visión sobrenatural? No respondan. Pasemos página.

Luego, destacando en este paisaje de Verdad, de la Verdad de Garabandal, cuatro niñas, Conchita, Mari Loli, Jacinta, de 12 años, y Mari Cruz, que tiene 11. Santiago Lanús las define como "niñas normales: simpáticas, juguetonas, muy trabajadoras, de costumbres sanas; son niñas muy niñas, de mirada limpia e inocente". Los médicos que las escudriñaron llegaron a la conclusión que eran niñas perfectamente normales y equilibradas, sin ansias de espectacularidad. Las niñas no desatendieron sus obligaciones en la escuela ni en su casa. Don Valentín Marichalar Sánchez, el cura, resume "eran igual que las otras niñas", no se diferenciaban porque "todas las niñas del pueblo eran muy buenas". Todas con sólida formación cristiana: dos horas semanales de buen Catecismo a cargo del sacerdote.

A Conchita, ya adolescente, la pinta la Madre María Nieves García, directora del Colegio de Burgos de las Concepcionistas Misioneras de la Enseñanza, "como una mujer de gran personalidad, sin protagonismos, delicada, caritativa, humilde, buscando siempre el cumplir la voluntad de Dios, obediente a la Iglesia".

La Virgen eligió a esas cuatro niñas por sus buenas razones. La gracia de Dios es gratuita. El 2 de julio de 1961, hay todo un despliegue del Cielo: Nuestra Madre, escoltada por dos arcángeles, que parecían mellizos, San Miguel y San Gabriel, y un Ojo muy resplandeciente que iluminaba la escena. El Ojo de Dios.

"Ese día hablamos con la Virgen mucho, y Ella con nosotras: le decíamos TODO...y Ella se reía porque le decíamos tantas cosas...Era como una madre, a la que hace mucho que no la ve su hija, que esta le cuenta todo. ¡Y mucho más nosotras, que no la habíamos visto nunca, y que era nuestra Madre del cielo!". Prosigue Conchita: "Hablábamos con Ella de todo, hasta de nuestras vacas...Se reía mucho. También jugábamos. ¡Qué felices éramos entonces!". En una ocasión, lo cuenta Juan Álvarez Seco, el brigada, se les aparece con el Niño Jesús y le piden que se lo dejaran, la Virgen les dice: 'no, que lo vais a caer'. Jacinta: 'no, no lo caeré'. La Virgen cede y Jacinta tiene entre sus brazos al Hijo de Dios.

Familiaridad entrañable, ternura que enamora, ansias de estar con la Madre, el tiempo se detiene, una hora parece un minuto en estos coloquios tan entrañables. Las niñas exclaman: "No te vaigas, ¡eh! ¿Por qué te vas tan luego? No has estado más que un minutín...¡Ah! ¿Tanto tiempo?...Yo creía que sólo un minutín".

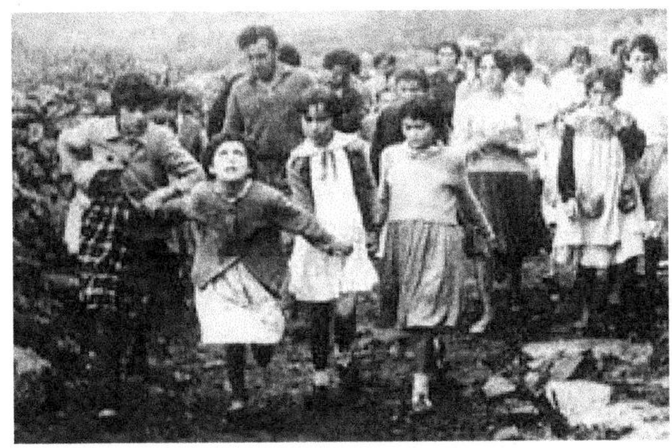

La Virgen no pierde el tiempo y las educa en el camino de la santidad. Dice Santiago Lanús que "les enseñó a tener horror al pecado, ayudándoles a formar su conciencia. Las niñas afirmarán que después de ver a la Virgen tenían más ganas de amar a Jesús y María y de hablar a todos del Señor y de su Madre Santísima".

Brigada de la Guardia Civil: "Yo he rezado el Rosario con las videntes y con la Virgen"

Vamos a detenernos en el testimonio clave de la Verdad de Garabandal del Brigada de la Guardia Civil, Juan Álvarez Seco, en cuya demarcación sucedieron todos esos hechos extraordinarios y todo ese desbordamiento de la gracia. "He presenciado muchas apariciones y he sido testigo de los éxtasis". Incluso el 12 de octubre de 1961, las niñas le transmiten de parte de la Virgen su felicitación por ser el día de su Patrona. El 17 de octubre del mismo año reseña que subieron a sus órdenes "catorce parejas" (de la Guardia Civil, por supuesto, no de esa banalidad de la pareja, tal y como hoy se entiende), para proteger a las niñas y mantener el orden. "Yo he rezado el Santo Rosario con las videntes y con la Virgen". Una vez que le persignan y le dan a besar el crucifijo, le quitan con total delicadeza las gafas y luego se las ponen, "mientras viva, creo que cada vez que me persigne, lo recordaré". Reseña como visitó San Sebastián de Garabandal y se imbuyó de aquel paisaje de la Verdad el P. Jesús Silva, fundador de la Ciudad de los Muchachos de Orense, quien enseñó a las niñas a hacer la Hora Santa. "Nos dijo el Padre Silva que lo de Garabandal todo era verdad". En otra ocasión, sucede la visita de Mercedes Salisachs, la escritora catalana, y el Brigada se esfuerza en ser amable ante la celebridad y que pueda asistir a un éxtasis. Cuando oye a una de las niñas decir, en presencia de la Virgen y transmitiendo sus palabras, que "ah, que el hijo de Mercedes está en el cielo", la escritora se derrumba por la impresión. "Mercedes hubiera caído al suelo como un árbol que cae cuando se le da el último corte, a no ser por nuestra intervención". A quien tuvo que proteger la Guardia Civil fue a los miembros de la chapucera e indigna e indignante Comisión Investigadora del episcopado, "por su conducta, el mal acierto de su actuación".

"Son tantas las maravillas y lo religioso con que se desarrollaron las apariciones", que causó una fuerte impronta y un terremoto de gracias en el Brigada: "hice Cursillos de Cristiandad y soy miembro de la Adoración Nocturna, porque cada día me creo haber hecho poco. No creo que el diablo me arrebate la paz que hoy tengo y que antes me faltaba. Quiero manifestar a todos los cristianos de buena fe que lo más importante de todo ello es que tengan muy en cuenta de cumplir el Mensaje del 18 de junio de 1965. El demonio está desatado, pero estamos en la era de María. Su Corazón Inmaculado triunfará, y nosotros con Ella, si estamos en ese Corazón".

Padre Luis María Andreu, el "quinto vidente"

Ese paisaje de Verdad inundó los corazones de quienes vivieron las apariciones. Del Padre Luis María Andreu, sacerdote jesuita, considerado el quinto vidente de Garabandal. El Padre Luis, el 8 de agosto de 1961, que había estado observando a las niñas con mucha atención se sintió repentinamente invadido de una honda emoción y dijo cuatro veces y con la voz muy alta:

- ¡Milagro, milagro, milagro, milagro!

Gotas de sudor caían por su frente. La Virgen le miraba y le dijo: Muy pronto estarás conmigo. Las niñas: "y la Virgen nos dijo que también le veía a Ella y que veía el Milagro", con referencia al Milagro que ocurrirá tras el Aviso. Cuando bajó al pueblo le dijo al párroco: "Lo que dicen las niñas es verdad". Esa misma noche, durante el viaje de vuelta comentó: "Para mí ya no hay duda de que lo que dicen las niñas es verdad, qué gracia más grande me ha dado la Virgen, qué Madre más buena tenemos en el Cielo, hoy es el día más feliz de mi vida". Murió poco después, en el auto en que viajaba, de pura felicidad.

Un sacerdote como Dios manda: Don Valentín Marichalar Sánchez

"Puedo decir con absoluta certeza que es sobrenatural. Para mí las apariciones son verdad", quien así habla con autoridad y pisando firme en el paisaje de la Verdad de Garabandal es su cura párroco, Don Valentín Marichalar Sánchez, y en él quiero rendir homenaje a la legión de sacerdotes piadosos que, a través de los siglos, han transmitido la fe cristiana. Es la auténtica voz de la Iglesia bendiciendo las apariciones frente a las diferentes chapuzas de la diócesis de Santander, que hicieron perder a la Humanidad una oportunidad de enmendarse. "Pintaba yo menos que un cero a la izquierda", para el obispo y sus secuaces, porque, lamentablemente, "nada se hizo bien".

Este buen sacerdote de un pueblo perdido de Cantabria, como tantos curas que han iluminado con su fe y su devoción a la Eucaristía, que han administrado el tesoro de los Sacramentos, hubo un día, que sobrepasado, pidió una señal bien concreta: que si todo era verdad, fueran las niñas a despertarle, y le dieran a besar el Crucifijo. Y así ocurrió.

Luego está esa parte del Mensaje de que "muchos sacerdotes, muchos obispos y muchos cardenales van por el camino de la perdición y con ellos llevan a muchas almas" que, para Don Valentín Marichalar, "con todo el respeto que las niñas tenían por los sacerdotes era imposible que ellos lo pensasen. En otras palabras, ellas no creían que un sacerdote podía pecar", de hecho "en esas fechas ni siquiera yo sabía que todo ello era así". De hecho, cuenta Conchita en su Diario que "cuando el Ángel me decía esto a mí me daba mucha vergüenza, y el Ángel me lo repitió por segunda vez: 'Sí, Conchita, muchos cardenales, obispos y sacerdotes van por el camino de la perdición y con ellos llevan a muchas almas".

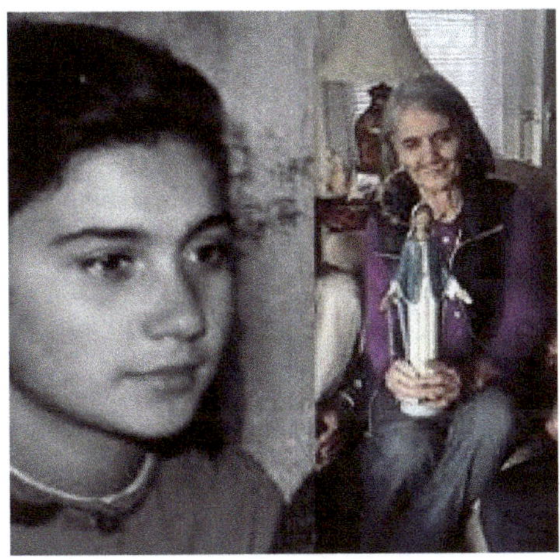

Así que, Aviso y Milagro, "los espero –dice Don Valentín Marichalar- porque estas cosas deben tener un final adecuado, esto es, la Virgen no deja las cosas en el aire.

Ella ha de terminar lo que empezó. El Mensaje debe darse a conocer por todo el mundo. Por supuesto lo más importante es cumplirlo. No ganamos nada dando a conocer el Mensaje si no lo cumplimos".

El gran espectáculo del Cielo en San Sebastián de Garabandal

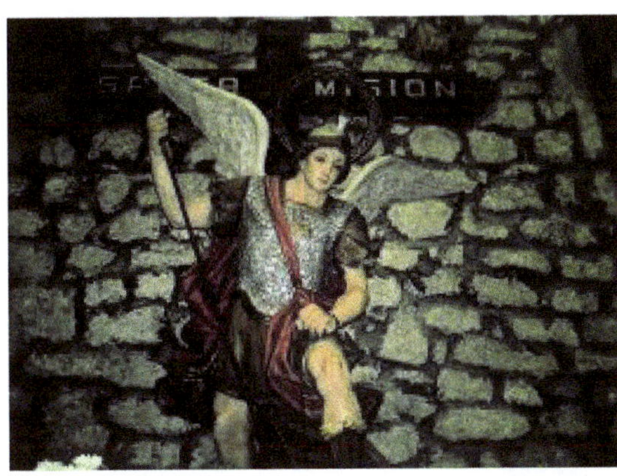

Imagen de San Miguel en la Iglesia de Garabandal.

El verano de 1961 todo transcurría con normalidad en San Sebastián de Garabandal, un pueblo al que se accede por un camino empinado y pedregoso de 8 km desde Cosío. Un pueblo casi aislado, en un valle de los Picos de Europa, en donde la vida transcurre con sencillez, con calles pedregosas, laderas pronunciadas de hierba, huertas de naranjo y muchos niños que alegran el transcurrir de los días del villorrio. Allí, en la quietud de la aldea de Cantabria, va a tener el gran espectáculo del Cielo, que en un mundo sobre el que se ciernen las tinieblas más sombrías, lo ilumina refulgente.

El 18 de junio de 1961, se aparece el Ángel a las cuatro niñas. El Ángel no se da conocer, más tarde sabrán que se trata del Arcángel San Miguel. Dada la importancia grandiosa de los Mensajes que se van a dar, el Cielo echa mano del Príncipe de la Milicia Celestial. El Ángel viene, como mensajero, para prepararlas para la visita de la Madre de Dios y Madre nuestra, bajo la advocación de Nuestra Señora del Carmen. Así se lo comunica el 1 de julio de 1961, "Vengo a anunciaros la visita de la Virgen, bajo la advocación de la Virgen del Carmen, que se os aparecerá mañana domingo". El éxtasis de la conversación dura una hora con el Ser de Luz, que a la consigna de "¿quién cómo Dios?", mandó las huestes celestiales en aquella batalla tremenda que echó a satanás y los demonios a las tinieblas infernales.

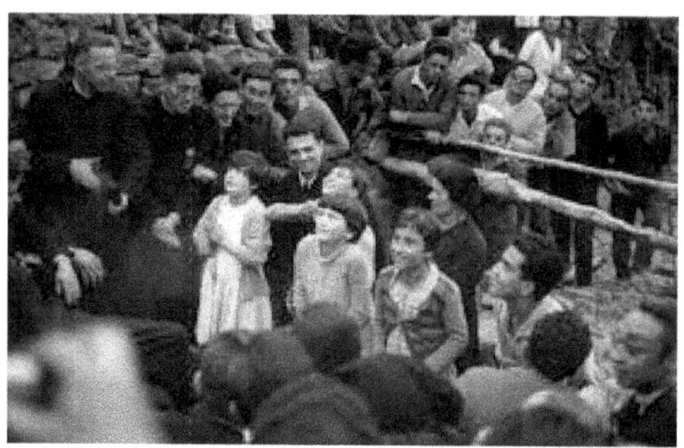

Las cuatro videntes.

"Nos fuimos para la Calleja, a rezar el Rosario; y sin llegar allí se nos apareció la Virgen con un Ángel a cada lado. Uno era San Miguel; el otro, no sabemos. Venía vestido igual que San Miguel: parecían mellizos". Lo sabrán más tarde. Es San Gabriel. El Cielo en la tierra bendecida desde ese momento de San Sebastián de Garabandal. ¡Qué grandioso momento! ¡Qué inmensidad! ¡Coloquio íntimo y sencillo ante el Ojo de Dios!

Explica Conchita: "Ese día hablamos con la Virgen mucho, y Ella con nosotras: le decíamos TODO...y Ella se reía porque le decíamos tantas cosas...Era como una madre, a la que hace mucho que no la ve su hija, que ésta le cuenta todo. ¡Y mucho más nosotras que no la habíamos visto nunca, y que era nuestra Madre del Cielo!". La Virgen les revela un Mensaje "para que vosotras el 18 de octubre se lo digáis al público".

Conchita contó en octubre de 1.966 algunos detalles a la Madre María Nieves García, directora en Burgos del colegio a donde se traslado ese año: "Hablábamos con Ella de todo, hasta de nuestras vacas...Se reía mucho. También jugábamos. ¡Qué felices éramos entonces! No sufríamos nada, aunque alguien se metiera con nosotros...Parecía como de 17 años!".

En su Diario describe como era María: "La Virgen viene con el vestido blanco; el manto, azul; una corona de estrellucas doradas; no se le ven los pies; las manos (brazos), estiradas, y el escapulario en la derecha: el escapulario es marrón; el pelo, largo, color castaño oscuro, ondulado, raya en el medio; la cara, alargada; la nariz, también alargada, fina; la boca, muy bonita, con labios un poquito gordos; el color de la cara, trigueño, más claro que el del Ángel, diferente; la voz, muy bonita..., una voz muy rara, no sé explicarla: ¡no hay ninguna mujer que se le parezca a la Virgen, ni en la voz, ni en nada!; algunas veces trae al Niño en brazos, muy chiquitín, como un nene recién nacido, una carita redonda (de color, como la Virgen), una boquina pequeña, y pelín un poco largo...; el vestido, como una túnica azul".

Todo ese despliegue del Cielo, ese hermosísimo espectáculo, esa grandiosidad de lo divino, ese infinito amor para con sus hijas y con todos sus hijos, está puesto al servicio del plan salvador para la última batalla, para Armagedón.

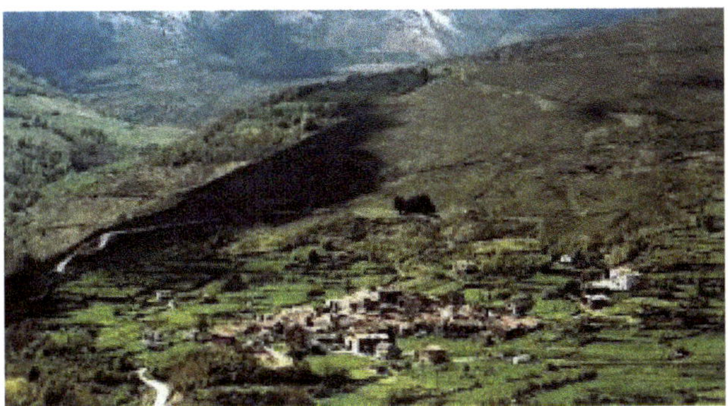

San Sebastián de Garabandal.

Son tiempos apocalípticos. Leer el Apocalipsis es esencial en los tiempos que corren para comprender la realidad. Ha de ser, debe ser la lectura fundamental y obligada, el Apocalipsis debe ser el libro de cabecera de la resistencia, que no debe faltar en la mochila de todo combatiente por la Verdad, por Dios.

Tremendamente actual el Apocalipsis. Hete aquí reflejado el pasaporte covid: "Y hace (la bestia) que a todos, pequeños y grandes, ricos y pobres, libres y esclavos, se les ponga una marca en la mano derecha o en la frente, de modo que nadie pueda comprar ni vender si no tiene la marca o el nombre de la bestia. Aquí se requiere sabiduría, pues es cifra humana. Y su cifra en seiscientos sesenta y seis".

Hay que temer más a Dios que a los hombres. Dice un Ángel con voz poderosa: "temed a Dios y dadle gloria, porque ha llegado la hora de su juicio; adorad al que hizo el cielo, la tierra y el mar y los manantiales de las aguas". San Juan, el autor, ve siete Ángeles a los que una voz que salía del santuario: "Id a derramar en la tierra las siete copas de la ira de Dios", pero "los hombres no se convirtieron dando gloria Dios", sino que blasfemaron. Los demonios congregan a sus partidarios "en un lugar llamado en hebreo Armagedon". "Combatirán contra el Cordero, pero el Cordero los vencerá, porque es Señor de señores y Rey de reyes, y con él los llamados, elegidos y fieles".

Cayó la "gran Babilonia" porque "sus pecados se han amontonado hasta el cielo", y nos dice: "pagadle con misma moneda, devolvedle el doble de sus obras, mezcladle en la copa el doble de lo que ella mezcló. En proporción a su fasto ya su lujo, dadle tormento y duelo". Llorarán los "que se hicieron ricos a costa de ella".

La victoria es de los justos, de los que optan por Dios, ¿quién como Dios?: "Y vi el cielo abierto, y apareció un caballo blanco; su jinete "Fiel y Veraz", porque juzga con justicia y combate. Sus ojos son como llama de fuego, muchas diademas ciñen su cabeza, y lleva grabado un nombre que nadie conoce sino él, Va envuelto en un manto empapado en sangre, y es su nombre "el Verbo de Dios". Lo siguen las tropas del cielo sobre caballos blancos, vestidos de lino blanco y puro. Y de su boca sale una espada aguda, para herir con ella a las naciones, pues él las regirá con vara de hierro y pisará el lagar del vino de la ira de Dios todopoderoso. En el manto y en el muslo lleva escrito un titulo: "Rey de reyes y Señor de señores". Vi a un Ángel de pie sobre el sol, que gritó con una gran voz, diciendo a todas las aves que vuelan por mitad del cielo: "Venid, reuníos para el gran banquete de Dios; comeréis carne de reyes, carne de generales, carne de poderosos, carne de caballos y de jinetes, carne de hombres de toda clase, libres y esclavos, pequeños y grandes".

Y un milenio de paz será dado al mundo, a "los que no habían adorado a la bestia ni a su imagen y no habían recibido su marca en la frente ni en la mano".

Todos juntos y unidos estamos convocados a la gran batalla decisiva, a Armagedón.

Kibeho, Ruanda: "El regreso de Jesús está muy cercano"

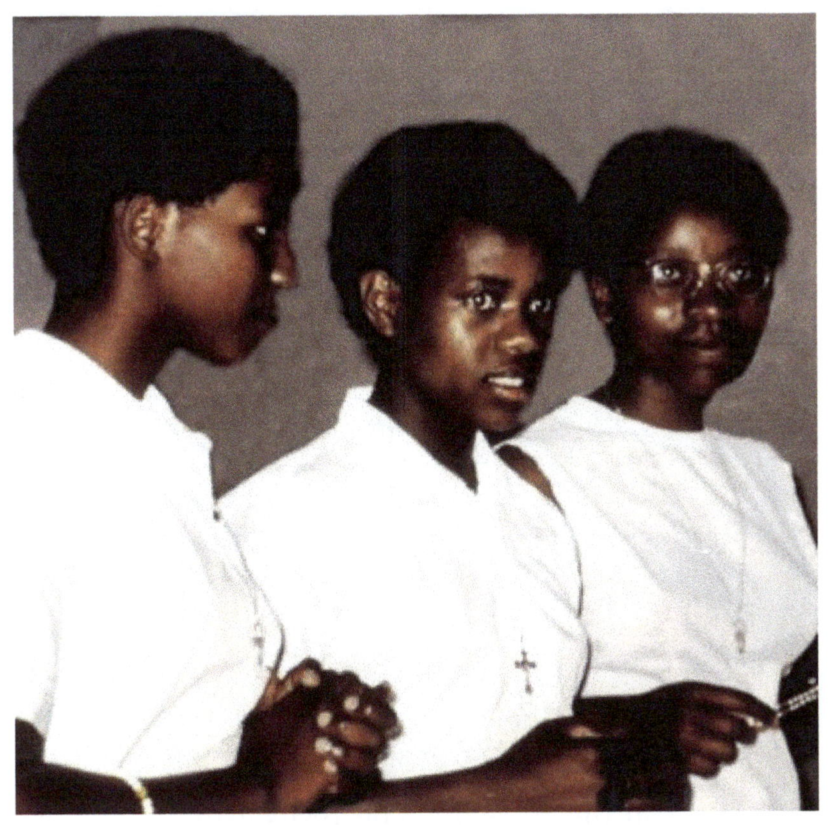

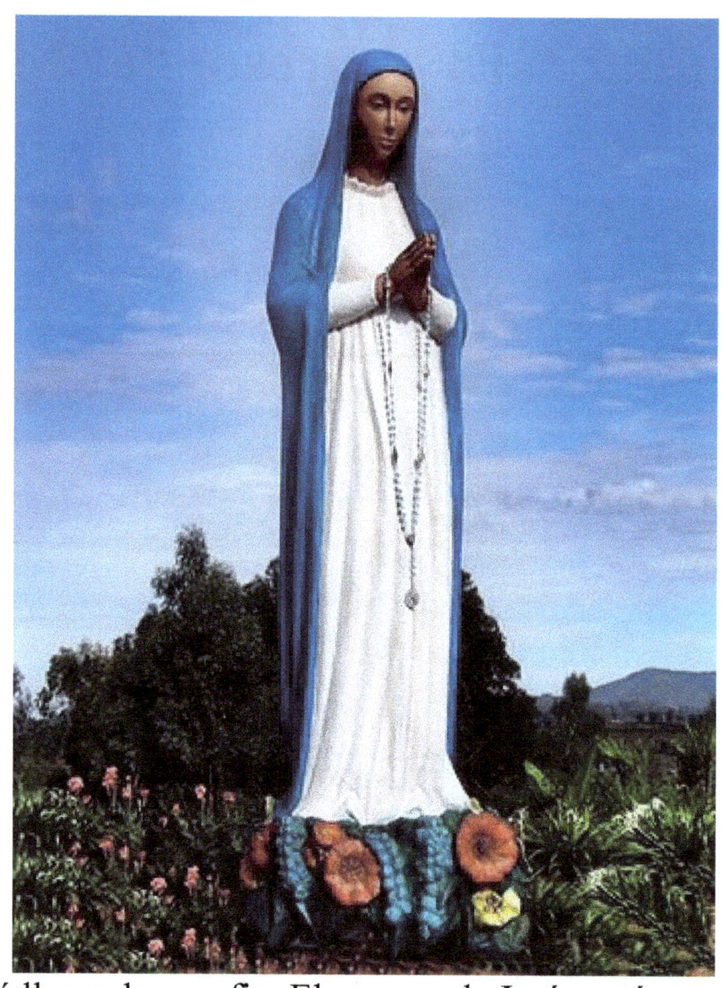

"El mundo está llegando a su fin. El regreso de Jesús está muy cercano....La Reina de los Ángeles viene a aconsejarnos que nos preparemos para la venida de su Hijo. Tenemos que sufrir con Jesús, rezar y ser apóstoles para prepararnos para su venida", quien habla con tanta claridad es Alphonsine Mumureke, vidente de Kibeho, en Ruanda, a quien se le aparecía la Virgen bajo la advocación de "Nyma Wa Jambo", la Madre del Verbo o Madre de Dios.

Para Alphonsine, las visiones comenzaron el 28 de noviembre de 1981, cuando ella tenía 16 años. En la escuela se rieron de ella, profesores y alumnos. Alphonsine pidió a la Virgen que algunos compañeros la vieran. Fue el caso de Nathalie Mukamazimpaka, de 17 años, que comenzó a ver a la Virgen en enero de 1982, y se le apareció casi 2 años. La tercera fue Marie Claire Mukamgango, de 21 años. Vio a la Virgen de marzo a septiembre de 1982. Antes no creía en las apariciones. La Virgen le dio la misión de difundir el Santo Rosario de los Siete Dolores de María.

https://youtu.be/wkWQf_CyZqE

Las apariciones de estas tres videntes fueron aprobadas por el obispo de la diócesis el 15 de agosto de 1988. El 29 de junio de 2001 fue refrendada en una Misa de casi todos los obispos de Ruanda. Hubo otras apariciones a otros cuatro jóvenes. Entre ellas, una joven musulmana que recibió el Bautismo. También Sagstashe, un joven pagano, al que se le apareció Jesús, en julio de 1982, y le enseñó a rezar el Padrenuestro y también el Catecismo. Se convirtió y tomó el nombre de Emmanuel.

La Virgen nos llama a la conversión, la oración, el ayuno y la reforma de costumbres, dada la inmoralidad omnipresente. El 15 de agosto de 1982 les enseñó, durante ocho horas, escenas terribles del genocidio tutsi a manos de los hutus que se desató entre 1994 y 1995. Marie Claire, Emmanuel y otros videntes fueron martirizados.

El mensaje para todo el mundo es que debemos prepararnos para la segunda venida de Cristo en Majestad y Gloria. Ven, Señor, no tardes.

Ya nos han invadido

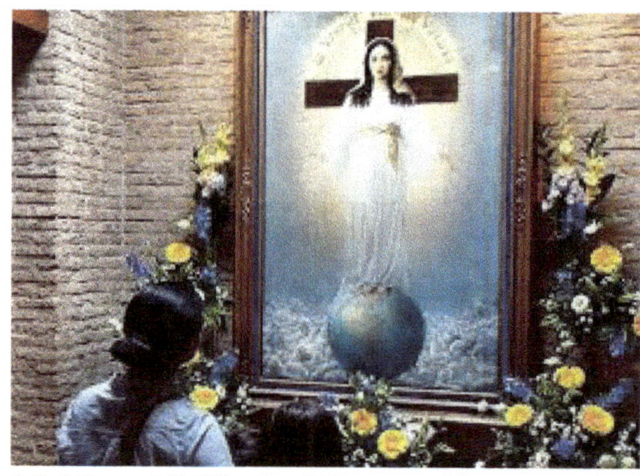

Entre el 25 de marzo de 1945 y 1959, la Virgen Señora de los Pueblos se apareció a una humilde mujer, soltera, Ida Peerdeman, pidiendo que fuera declarado como dogma, Corredentora, Medianera de todas las Gracias y Abogada. Se presentó como Señora de todos los Pueblos, y le enseñó la siguiente oración: "Señor Jesucristo, Hijo del Padre, manda ahora tu Espíritu sobre la Tierra, haz que el Espíritu Santo habite en el corazón de todos los pueblos, para que sean preservados de la corrupción, de las calamidades y de la guerra. Que la Señora de todos los Pueblos, que un día era María, sea nuestra Abogada. Amén".

En las 56 apariciones, la Virgen le descorría el velo del futuro a Ida y así vio la llegada del hombre a la luna. Pero también le enseñó algo que estamos viviendo. Atentos: "Veo América y Europa una al lado de la otra. Después veo escrito: 'Guerra económica, boicot, crisis monetarias, calamidades. Luego veo imágenes de espantosas de personas frente a mí. Veo caras, caras hinchadas, llenas de úlceras, como una especie de lepra. Luego siento enfermedades terribles y mortales: cólera, lepra, todo lo que esa gente tiene que sufrir. Entonces todo eso desaparece y veo cositas negras flotando a mí alrededor. Intento saber lo que es, pero no lo logro, parece como polvo muy fino. No puedo distinguir con mis ojos lo que es. Es como si tuviera que mirar a través de algo y allá abajo magníficos campos blancos y sobre ellos veo esas cositas negras, pero ahora agrandadas y como si tuvieran vida. No sé cómo explicarlo. Pregunto a la Señora: '¿Esos son bacilos?' Ella responde muy seria: *Es algo infernal*. Entonces siento que se me hincha la cara y todo el cuerpo. Siento que tengo la cara monstruosa y toda rígida e hinchada. No puedo moverme. Oigo decir a la Señora: *Y eso están inventado".*

El siglo pasado, recién terminada la II Guerra Mundial, Nuestra Señora estaba avisando de la guerra bacteriológica, de una forma que es idéntica al coronavirus como invento humano, dentro del plan satánico desatado sobre el mundo. Nuestra Señora de todos los Pueblos va más allá: “Esta es una batalla espiritual que se pelea en todo el mundo. Es mucho peor que cualquier guerra en el presente, ya que socava la Humanidad” (3-1-1946). Es una guerra terrible por ganar las almas que se está dando ahora en toda su crudeza, por eso vemos a tantos de nuestros semejantes con el alma anestesiada, adocenada, vaciada, dormida, a modo de auténticos zombis. "En este momento hay una guerra de ideas. Ya no están en juego razas y naciones, sino lo que se disputa es el espíritu" (11-II-1951). Es la última batalla, a la que, por nuestras solas fuerzas llegamos maltrechos; el enemigo ha hecho su labor de zapa y ahora espera recoger la cosecha abundante. Avisó, con tiempo, Nuestra Madre: "El enemigo de Nuestro Señor Jesucristo ha trabajado lenta pero eficazmente. Sus soldados están en guardia. Su trabajo está casi terminado. Naciones, cuídense: el espíritu de falsedad, de mentira y engaño está arrastrando a muchos. La Iglesia será aún más socavada. Una gran responsabilidad pesa sobre la gente de estos tiempos. Educadores y padres de familia, cuiden de los jóvenes" (8-XII-1952). Oración y penitencia, Sacramento de la Confesión y de la Eucaristía, Santo Rosario son las armas para este combate tremendo, espiritual.

Aquí se enlaza directamente con el Aviso de Garabandal, señal de que el Cielo no nos ha dejado solos, de que va a remover las conciencias dañadas por un pecado que ha quedado falsamente abolido y campa por sus respetos, más descarado que nunca, más agresivo, hasta soñar con la pesadilla de la aniquilación de la especie humana, hechura a imagen y semejanza de Dios.

Veamos lo que nos dicen las niñas ya en su madurez sobre el Aviso. Conviene tener en cuenta que han sufrido una tenaz persecución por la jerarquía que las ha mantenido calladas durante años. En agosto de 1979 Jacinta afirmó que la situación mundial cuando llegue el Aviso "será mala". En abril de 1983 precisó que la Virgen dijo que el Aviso llegaría cuando la situación económica estuviera en su peor momento. Tampoco se tratará únicamente de la persecución, porque muchos hombres habrán dejado de practicar la religión".

Antes de que llegue el Aviso habrá una "una tribulación que hará difícil practicar la religión" (Mari Loli, julio, 1975). Por ese motivo, parecerá que la Iglesia habrá desaparecido. Aunque la Virgen no dijo que el Santo Padre se verá obligado a marcharse de Roma cuando se produjera el Aviso, "lo que me pareció a mí –tal vez en ese momento confundiera en mi mente lo que yo veía y lo que decía la Santa Madre, porque han pasado tantos años- fue que el Papa no podría estar en Roma abiertamente. A él también se le perseguirá y tendrá que esconderse como los demás" (Mari Loli, octubre, 1982).

Esta prueba brutal tiene que ver con el comunismo: "era una invasión, bueno, algo que me parecía una invasión, algo muy malo en lo que el comunismo jugaba un papel importante, pero ya no recuerdo qué países o regiones se veían afectados. Estos graves acontecimientos tendrán lugar antes del Aviso, que ocurrirá cuando la situación esté en su peor momento" (Jacinta, agosto de 1979). "Parecerá que los comunistas se han apoderado del mundo entero y será muy difícil practicar la religión, que los sacerdotes puedan decir Misa o que el pueblo pueda abrir las puertas de las iglesias" (Mari Loli, octubre 1982).

De estas visiones, según el docto parecer de Santiago Lanús, el hombre que más sabe de todo lo acontecido en Garabandal, que conoció en circunstancias providenciales, "se desprende que la situación se caracterizará por un estado agudo de angustia y de tribulación, de crisis social y religiosa, y de apostasía generalizada, hasta el punto de que llegará un momento en que la Iglesia parecerá a punto de perecer".

Destaca un clima de imprecisión en los detalles, lógica dado el tiempo pasado, y añadiría, la presión soportada durante tiempo. Destaca, con todo, la "invasión" vagamente comunista y las dificultades para practicar la religión que hará parecer que la Iglesia está en trance de desaparecer. La invasión ya ha tenido lugar, ya sean desatado las hostilidades con suma crudeza y la ideología atacante es el comunismo. No hay que pensar en una "invasión militar" del comunismo chino, o no necesariamente, sino de ocupación planetaria de una nomenklatura corrupta y corruptora, como peones del plan satánico. Los Gobiernos, y la las oposiciones de la mano, apoyados o respaldados por las armas de las fuerzas de seguridad y las Fuerzas Armadas, que lejos de servir al pueblo, lo hacen, lacayuna y servilmente, a las castas parasitarias que hace tiempo las pervirtieron.

Los Gobiernos pusieron en marcha, junto a la matanza de ancianos con la sangre fría de los psicópatas, las tácticas de la tiranía china bajo el ejemplo sangrante de Wuhan. Las poblaciones fueron recluidas, confinadas, mientras se prohibían los medicamentos baratos que hubieran salvado vidas, el 95% de ellas, según el Doctor Vladimir Zelenko. Las policías se vienen utilizando como auténticos perros de presa, como jaurías, pisoteando los más elementales derechos personales. En España, los dos primeros estados de alarma han sido declarados anticonstitucionales, con la gravedad que ese hecho contiene, sin que nadie haya ni tan siquiera dimitido. Bajo la más atroz mentira, bajo el más descarnado relativismo, los Gobiernos han prometido la vuelta a la "nueva normalidad" sí las poblaciones aceptan inyectarse el veneno de muerte que las matará a corto, medio y largo plazo. Un genocidio tiene lugar a la luz del día. Dramático balance: en Gran Bretaña, UE y USA va por 6.636.471 heridos y 40.679 muertos. No es una vacuna –suprema falsedad- sino terrorismo biológico, como dice el Doctor Peter McCullough. En Australia, en Nueva Zelanda, incluso en la misma Inglaterra, se han preparado auténticos campos de concentración a los que con valentía y arrojo han decidido no colaborar con su suicidio. En las naciones hispanoamericanas se han tomado medidas de discriminación hacia ellos, bajo la absoluta mentira de que contagian al resto, que mueren cuando supuestamente están inoculados, derrumbándose fulminados en la calle, en los despachos, en los estadios de hockey sobre hielo o en los de fútbol, sin que los grandes medios de comunicación osen relacionar esta plaga de "repentinitis" con el veneno inyectado. Como tampoco la miocarditis y la pericarditis que siegan la vida de los más jóvenes, de los niños incluso, -ahí está Maddie de Garay como ejemplo, tullida por los criminales de Pfizer- con las Agencias de Control en manos de las homicidas farmacéuticas mediante la corrupción personal a gran escala. Desarmadas, sin derecho a portar armas, las poblaciones se ven obligadas a resistir. Es la III Guerra mundial planetaria decretada por la casta corrupta y la nomenklatura globalista. Este es el primer ataque. Se amenaza con nuevas ofensivas en relación con el clima, con apagones, con desabastecimientos.

Y se hace en nombre del comunismo, de una forma amorfa de comunismo en el que confluyen el capitalismo de estado y el capitalismo salvaje. Es el nuevo orden mundial, de impronta comunista, como dominio de las élites sobre poblaciones que se confía en llevar a la esclavitud, aumentando la presión, mientras los italianos corean "somos de esa gente que nunca se rinde". Se trata de imponer la marca de la bestia, en el brazo, el pinchazo letal, para poder viajar, para poder estudiar, para poder trabajar, para poder vender y comprar, como dice el Apocalipsis. Se hace en nombre del propósito y el programa del Foro de Davos que se resume en el aserto "no tendrás nada y serás feliz". Una máxima mendaz comunista. No tendrás nada y serás esclavo. Y Bergoglio se ha plegado con entusiasmo a este programa, el infame Bergoglio.

Veamos qué va a suceder con la Iglesia. Casi todos, una práctica mayoría de los sacerdotes se han inyectado el veneno de muerte. Según la Doctora Dolores Cunhill, de la Universidad de Dublin, tienen a lo máximo dos años de vida. Según el virólogo Geert Vandem Bosche, desarrollarán el fenómeno conocido como ADE, enfermedad agravada por las vacunas. También el Premio Nobel de Medicina 2018, Luc Montagnier ha indicado lo mismo. Y el Doctor Robert Malone, la Doctora Judy Mikovitc, la Catedrática María José Martínez Albarracín y cientos de científicos más que se lo han jugado todo, prestigio profesional y posición económica, por puro amor a sus semejantes.

La mayoría de los sacerdotes sucumbirán entre atroces enfermedades autoinmunes, con el sistema inmunológico destruido. Se cerrarán las Iglesias. Dará todo la impresión de que la Iglesia va a perecer, va a desaparecer. No hay que esperar una invasión militar, hemos sido ya, de hecho, invadidos, hemos sido ya tomados. La resistencia ha de derrocar a todos los Gobiernos. La tiranía modelo chino se cierne sobre el planeta con los cuatro jinetes del Apocalipsis. La Plataforma de las Clases Medias vio el deterioro y la expoliación y estoy muy orgulloso de todos los corajudos que me siguieron para dar la batalla contra un sistema corrupto y genocida. Los tiempos están cumplidos. La Guerra se ha desatado. En estas condiciones, a Bergoglio, calificando de "acto de amor" el arma del genocidio, le resultará muy difícil mantenerse en Roma ni en ningún rincón del mundo.

De nuevo, la Virgen, solícita, viene en nuestra ayuda. Este es el mensaje del 25 de octubre de 2021, en Medjugorje: "Queridos hijos, regresen a la oración, porque quien ora no le tiene miedo al futuro. Quien ora está abierto a la vida y respeta la vida de los demás. Quien ora, hijitos, siente la libertad de los hijos de Dios y con un corazón alegre sirve al bien del hombre, su hermano. Porque Dios es amor y libertad. Por lo tanto, hijitos, **cuando quieren ponerles cadenas y servirse de ustedes, eso no viene de Dios,** porque Dios es amor y da su paz a cada criatura. Por eso me envió: para ayudarlos a crecer en el camino de la santidad. Gracias por haber respondido a mi llamado".

La Virgen de Civitavechia llora lágrimas de sangre por la gran apostasía y la batalla satánica contra la familia y la vida

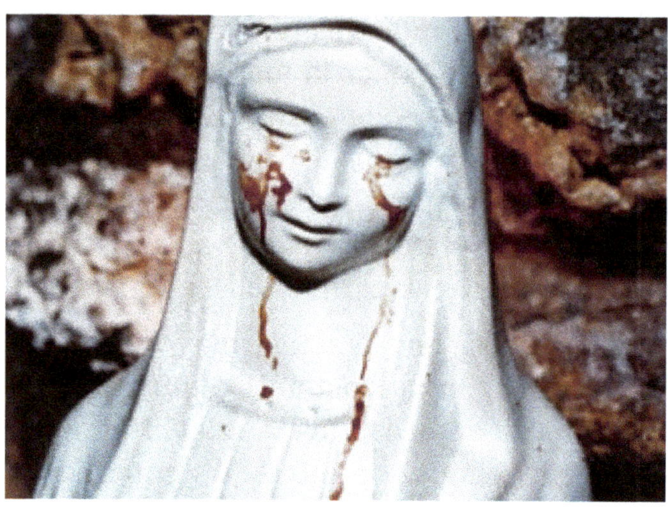

La Virgen llora sangre. Es tal su sufrimiento por el despeñarse de la Iglesia y el mundo en una abrumadora apostasía, por el sufrimiento de sus hijos al alejarse de Dios y caer en las redes de satán.

Hay una concatenación en las imágenes de la Virgen con las que se producen las apariciones: en Akita la monja japonesa está en oración ante la imagen de Nuestra Señora de los Pueblos de Amsterdam y en Civitavechia, la diócesis más pequeña de Italia, las lágrimas de María y sus mensajes se producen ante una reproducción de la Reina de la Paz de Medjugorje, que les fue regalada por el párroco Pablo Martín, un español, a la familia Gregori. Esta Virgen de yeso fue puesta, con profundo cariño, en el jardín de la casa, la Iglesia doméstica, semejando una gruta.

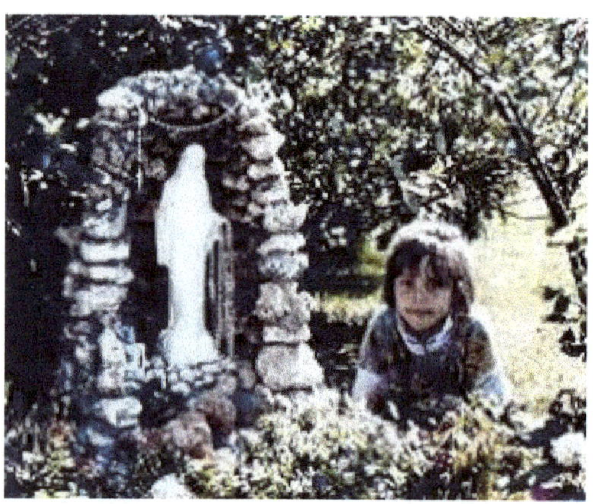

El 2 de febrero, de 1995, cuando la familia se preparaba para ir a Misa, la niña de cinco años, Jessica, ven que tarda. De repente viene muy emocionada diciendo que la Virgen lloraba... sangre. Los padres no lo creían y no podían comprender. Pero al ir a verla vieron la sangre que corría por las mejillas de la estatua. ¿Por qué llora nuestra Madre y lágrimas de sangre? "Queridos hijos, lloro porque no me escucháis, no me creéis y no me aceptáis." La Virgen se desgañita, se aparece una y otra vez y no le hacemos caso.

Siente predilección en utilizar como mensajeros a los niños. Los tres niños santos de Fátima, Santa Bernardette de Lourdes, los cuatro niñas de San Esteban de Garabandal, las tres jóvenes tutsis de Kubeho, los cinco adolescentes de Medjugorje y aquí, en Civitavechia elige una niña de cinco años, Jessica, como primer testigo de su mensaje angustiado de sanación. Porque los niños, en su inocencia, no mienten, dicen la verdad tal como la ven, sin artificios. La Virgen podría aparecerse a un gran filósofo o a una reunión de influyentes hombres de empresa, pero esa no es la lógica de Dios que se ofrece a las almas sencillas. En Civitavechia es a una familia porque para destruir la Iglesia y el mundo satán precisa destruir antes a la familia.

La estatua de la Virgen de yeso llora trece veces, su Sangre y la de su divino Hijo. Lloran los dos por nuestros pecados, por nuestras infidelidades y por la apostasía de tantos, también eclesiásticos. Entre ese 2 de febrero de 1995 y el 6 de febrero de 1995. Y el 6 de marzo en brazos de Girolomo Grillo, el obispo de la diócesis, que acude incrédulo dispuesto a atajar la supercherìa y se encuentra con la sorpresa de que cuando tiene la imagen en sus brazos la Virgen llora las lágrimas de sangre y de dolor por una Iglesia que está a punto de sucumbir y una Humanidad que se aproxima a su naufragio. En el segundo aniversario de la lacrimación Monseñor Grillo dijo: "Es un evento racionalmente inexplicable. Es claro que ha sucedido algo de irracional entre mis manos. Me haré matar pero repetiré siempre lo que vi y lo que sucedió entre mis manos"

La Virgen en Civitavecchia lloraría sangre de su Hijo (los análisis y contraanálisis revelan que el líquido rojizo retirado de la virgen es sangre humana con características masculinas y femeninas, con preponderancia de las primeras). La estatua fue sometida a varios estudios de laboratorio y no encontraron la razón de las lágrimas. Pudieron constatar que la sangre es de un ser humano. En algunas pruebas indica ser sangre de mujer, en otras de hombre. Todos los hombres de la familia fueron sometidos a prueba. La sangre no venía de ninguno de ellos.

Desde 1996, una segunda imagen de la Virgen, idéntica a la anterior, regalada a los Gregori por el cardenal Andrzej Maria Deskur -muy amigo del papa Wojtyla– cuando la justicia italiana, en abril de 1995, tuvo bajo embargo a la virgencita durante algún tiempo, emanó un óleo perfumado, no presente en la naturaleza, en los días de las fiestas litúrgicas, y siempre más a menudo en presencia de gente que oraba.

En base al protocolo tradicional de la Iglesia, el caso fue estudiado inmediatamente por la Comisión teológica diocesana, formada por 11 miembros entre los cuales se encontraban expertos de gran importancia (como el padre Stefano Fiores del *Marianum* y en un primer momento también el padre René Laurentin); al final la mayoría se pronunció a favor de la sobrenaturalidad del acontecimiento.

Diez años después, el 15 de marzo de 2005, con un decreto del obispo Grillo, la parroquia que custodia la estatua de las lágrimas de sangre fue elevada a santuario.

Los mensajes, recibidos y escritos en 1995, son de tremenda actualidad. Destaca en ellos la preocupación por la Iglesia de Cristo, cuando la oscuridad está cayendo sobre la Roca de Pedro, que debería ser luz y no tinieblas. "En Roma las tinieblas están bajando cada vez más sobre la Roca que mi Hijo Jesús os ha dejado para edificar, educar y formar espiritualmente a sus hijos. Obispos: vuestra tarea es la de continuar el crecimiento de la Iglesia de Dios, siendo vosotros los herederos de Dios. Volved a ser un solo corazón lleno de verdadera fe y de unidad con mi hijo Juan Pablo II, el más grande don que mi Corazón Inmaculado haya obtenido del Corazón de Jesús".

Es la "primavera católica" satánica de John Potesta e Hillary Clinton que cataliza en el infame Bergoglio, el 'Papa Rotchschild", como le llama el actor Jim Caviezel, el inolvidable y magnífico intérprete de Nuestro Señor en "La Pasión" de Mel Gibson. La Virgen profetiza el intento de destrucción de la Iglesia: "Satanás se está apoderando de toda la humanidad, y ahora está intentando destruir la Iglesia de Dios, ¡no lo permitáis!". Porque "el Camino de la Verdad está en la Iglesia de Dios. La Verdad viene de Dios. No temas al hombre, teme a Dios". El temor a Dios que da fortaleza, que hace no temer el juicio de los hombres, puesto por montera.

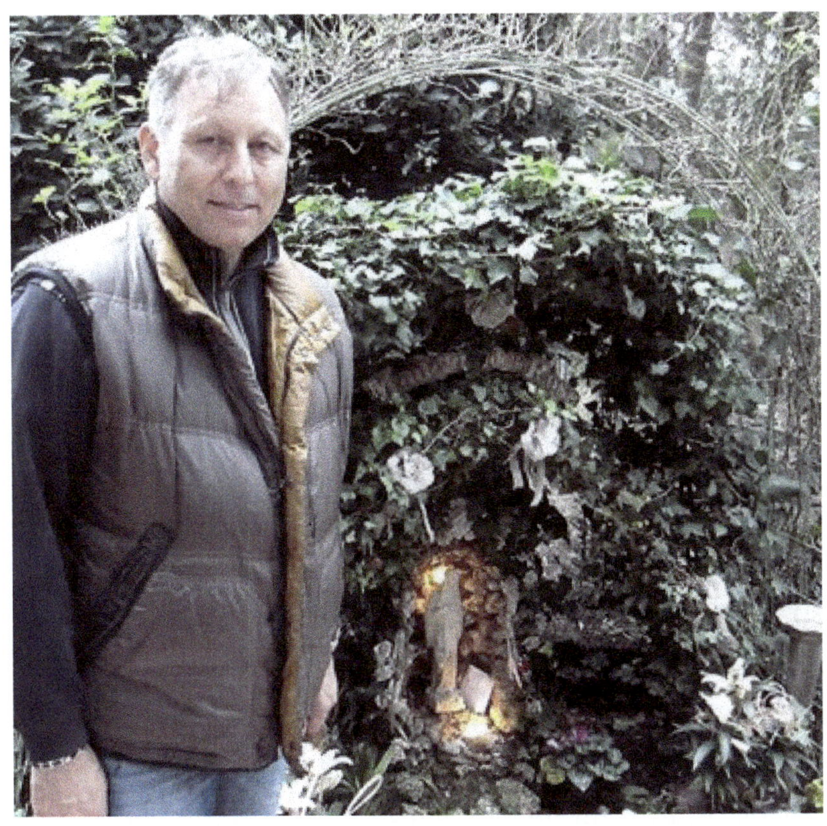

“Satanás es poderoso y quiere desencadenar el odio, es decir, la guerra para destruir a la humanidad. Y para alcanzar este objetivo quiere derribar la Iglesia de Dios, comenzando con la pequeña iglesia doméstica que es la familia”, dijo el vidente Fabio Gregori, papá de la pequeña Jessica.

Gregori subraya que, durante las apariciones, la Virgen dijo que “sin una nueva conversión, muchos pastores podrían haber traicionado su vocación, incluso con graves escándalos, y que la Iglesia habría conocido una nueva gran apostasía, es decir, renegar de las verdades cristianas fundamentales reafirmadas durante los siglos por la tradición y la doctrina”. Recordemos el “muchos sacerdotes, obispos y cardenales van por el camino de la perdición”, de Garabandal; en Civitavechia la apostasía es patente y se da en la misma cabeza, en el infame apóstata modernista Jorge Bergoglio.

Por eso, “alrededor de la familia y la vida se lleva a cabo la batalla contra la dignidad divina del hombre”. La destrucción de esta unidad llega al culmen cuando la comunión conyugal no es reconocida en la “necesaria diversidad y complementariedad sexual”.

Es esa guerra por el espíritu de la que habla la Virgen en Amsterdam. Es una ‘guerra satánica” como la ha definido en estos días el Cardenal Sarah: “El hombre moderno ha iniciado una terrible guerra contra Dios y contra el hombre: una guerra satánica.

Es por esto que la batalla espiritual con el mal es parte de la vida cristiana". Pero la vida interior exige lucha. "La lucha actual, y de todos los días, se da en los corazones y es como dice San Pablo, contra los espíritus del mal. Los demonios buscan a toda costa mi ruina y mi alejamiento de Dios", advirtió Sarah. "Es imperativo hoy disciplinar la mente y el corazón clavando la mirada en la Cruz".

El Cardenal Sarah señaló que el "ser humano lucha por proteger la naturaleza, pero al mismo tiempo destruye al hombre, el matrimonio, la vida y rechaza aceptando su propia identidad de hombre o de mujer". "Dios nos ha creado hombre o mujer y hoy decimos que cada uno puede elegir si ser hombre o mujer".

Mas la reacción sanadora y liberadora, una rebelión que surge de lo más profundo del pueblo, desasistido por sus pastores, está en marcha. En Estados Unidos, la Corte Suprema ha declarado que el aborto no es un derecho y numerosos estados lo han prohibido o restringido, esos mismos estados están penalizando las mutilaciones para cambiar de sexo y las empresas satánicas de adoctrinamiento, como Disney y Netflix, lo único que ganan es el rechazo de la gente que se moviliza en defensa de sus familias y del orden natural. El mensaje más importante y alentador es que al final Ella ganará, Cristo vencerá y nosotros, la milicia de San Miguel, ganaremos con ellos si somos fieles y leales a Cristo.

El Infierno existe, ya lo creo que existe

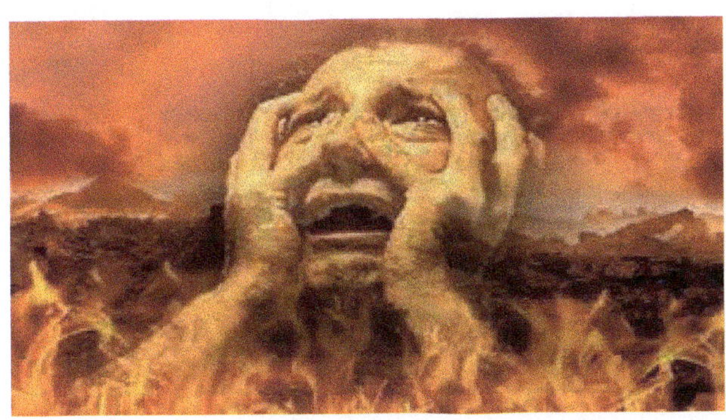

En estos tiempos de penumbra, se esconden las verdades más elementales de la fe católica y, entre ellas, la existencia del Infierno, que existe, ya lo creo que existe. Lo enseña el Catecismo de la Iglesia Católica: "La enseñanza de la Iglesia afirma la existencia del Infierno y su eternidad", "las afirmaciones de la Sagrada Escritura y las enseñanzas de la Iglesia con respecto al Infierno son una llamada a la responsabilidad con la cual el hombre debe usar su libertad en vista de su destino eterno, Constituyen al mismo tiempo una llamada a la conversión", "Dios no predestina a nadie para que vaya al Infierno; se necesita para ello una aversión voluntaria hacia Dios, y persistir en ella hasta el fin. En la liturgia eucarística y en las oraciones cotidianas de los fieles, la Iglesia implora la misericordia de Dios, quien quiere que nadie perezca, sino que todos lleguen al arrepentimiento".

Conchita, la vidente de Garabandal, escribió unas líneas para la madre de un hijo sacerdote. Se publicaron en el número 26 de la revista Legión, el 29 de noviembre de 1967, y Conchita la escribió cuando estaba interna en el Colegio de las Concepcionistas Misioneras de la Enseñanza. Ahí, entresacadas, se dice: "Hablar de María que es la más segura para llevarnos a Cristo. También hablar y hacerles creer que como hay Cielo, hay infierno". En las últimas apariciones hay dos constantes: que el Señor viene. Dice Conchita que "la Santísima Virgen nos ha hablado varias veces que su Hijo Jesús vuelve". Alphonsine Mumureke, vidente en Kibeho, Ruanda: "El regreso de Jesús está muy cercano...La Reina de los Ángeles viene a aconsejarnos que nos preparemos para la venida de su Hijo".

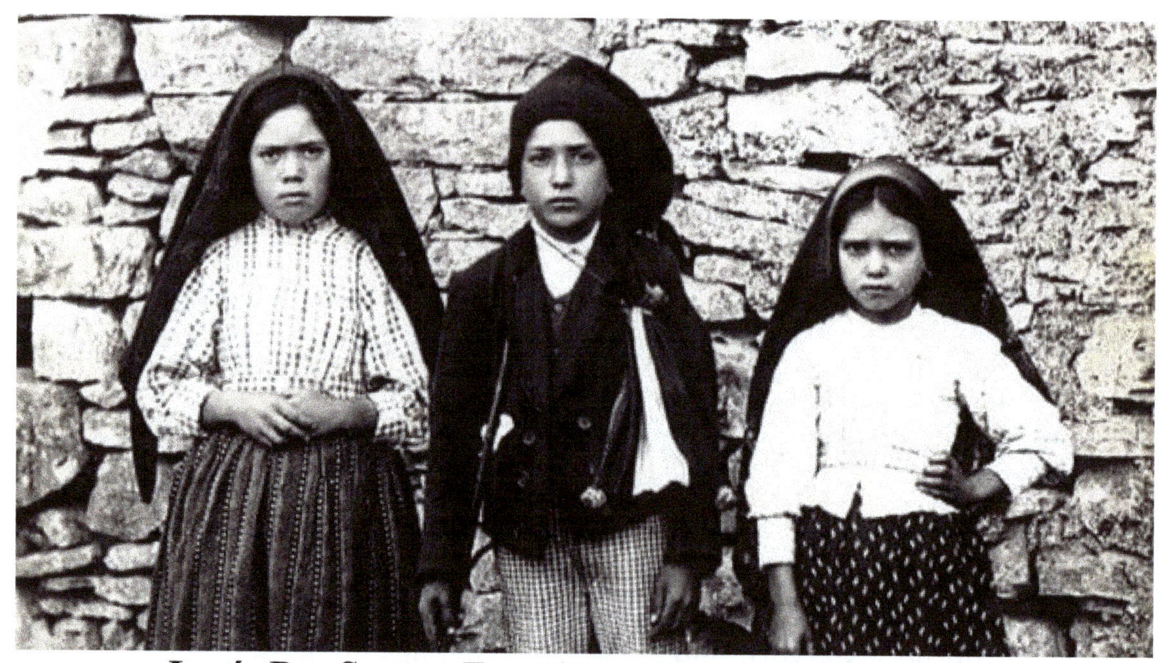

Lucía Dos Santos, Francisco Marto y Jacinta Marto.

La segunda constante es la existencia del Infierno. La Virgen se lo mostró a Lucía, Jacinta y Francisco, los tres pastorcitos de Fátima. Lo contó así Lucía: "Nuestra Señora nos mostró un gran mar de fuego que parecía estar debajo de la tierra. Sumergidos en ese fuego, los demonios y las almas, como si fuesen brasas trasparentes y negras o bronceadas, con forma humana que fluctuaban en el incendio, llevadas por las llamas que de ellas salían, juntamente con nubes de humo que caían hacia todos lados, parecidas al caer de las pavesas en los grandes incendios, sin equilibrio ni peso, entre gritos de dolor y gemidos de desesperación que horrorizaban y hacían estremecer de pavor. Los demonios se distinguían por sus formas horribles y asquerosas de animales espantosos y desconocidos, pero transparentes y negros. Esta visión fue durante un momento y, ¡gracias a nuestra buena Madre del Cielo, que antes nos había prevenido con la promesa de llevarnos al Cielo! De no haber sido así, creo que hubiéramos muerto de susto y pavor. Inmediatamente levantamos los ojos hacia Nuestra Señora que nos dijo con bondad y tristeza: -Ustedes han visto el infierno, donde van las almas de los pobres pecadores. Es para salvarlos que Dios quiere establecer en el mundo la devoción a mi Inmaculado Corazón".

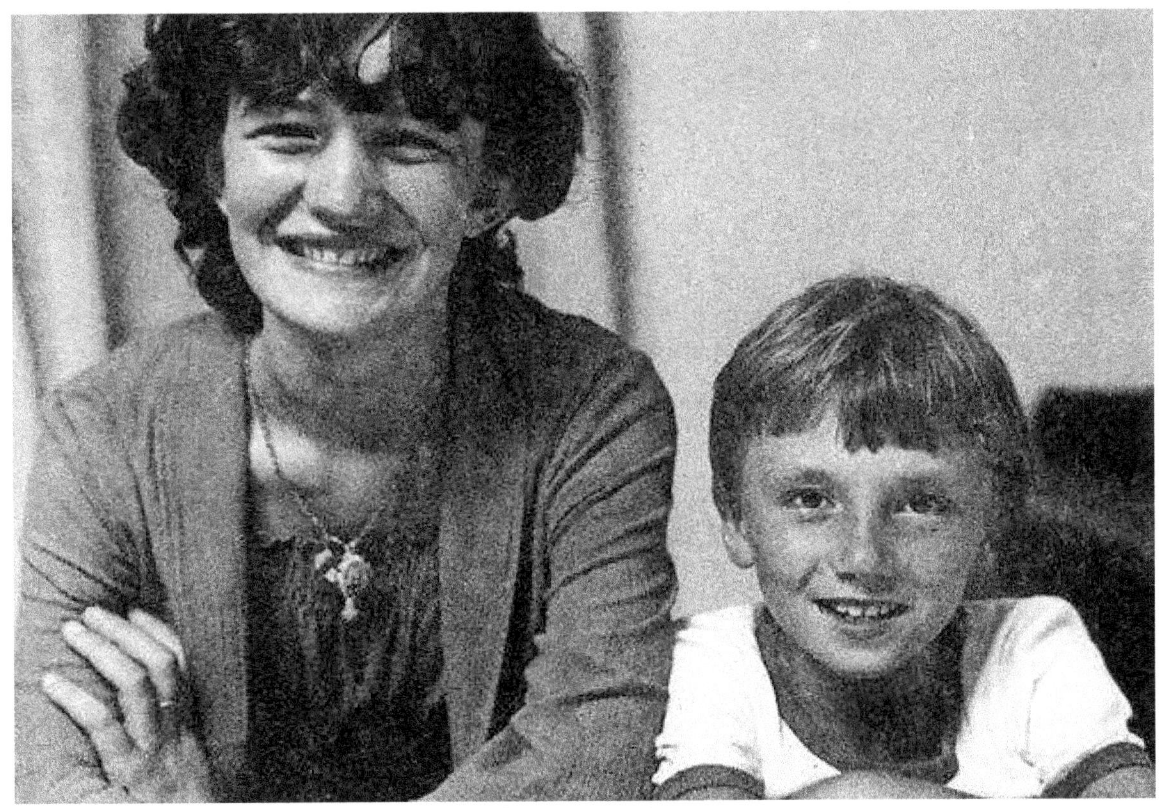

Vicka y Jakov.

También en Mejugorje, Nuestra Madre ha tenido un especial interés en enseñarles la verdad del Infierno a dos videntes. Vicka y Jakov. Lo cuenta así Vicka: "Después del Purgatorio, la Gospa nos mostró el Infierno. Es un lugar terrible. Hay un fuego enorme en el medio, pero ese fuego no es como el que conocemos en la Tierra. Hemos visto a personas totalmente normales, como las que encontramos en la calle, tirarse ellas mismas al fuego. Nadie las empujaba. Se arrojaban en ese fuego a diferentes profundidades. Cuando salían de allí, parecían bestias feroces, blasfemando y gritando su odio y su rebelión...Nos era difícil pensar que todavía eran seres humanos, ya que estaban tan cambiados y desfigurados...Estábamos aterrorizados ante lo que veíamos, y no entendíamos cómo algo tan horrible podía suceder a esas personas. Vimos incluso a una joven muy bella tirarse al fuego. Después, se volvió como un monstruo. Afortunadamente, la presencia de la Gospa nos tranquilizaba.

"La Gospa nos explicó entonces lo que veíamos y nos dijo: Esta gente va al Infierno por su propia voluntad. Es su elección, su decisión. ¡No temáis! Dios ha dado a cada uno la libertad. Aquí en la Tierra, cada uno puede decidirse por Dios o contra Dios. Algunas personas en la Tierra hacen siempre todo en contra de Dios, en contra de su Voluntad, conscientemente. Es así como inician un infierno en su propio corazón. Y cuando llega la hora de la muerte, si no se arrepienten, es ese mismo infierno el que continúa.

- Gospa -preguntamos entonces-, ¿esas personas podrán salir algún día del Infierno?

- -El Infierno no tendrá fin; aquellos que están allí no quieren recibir nada de Dios; han elegido libremente estar lejos de Dios, ¡para siempre! Dios no puede forzar a nadie a amarlo".

Dos visiones del Infierno para que no haya dudas de su existencia. La Virgen se lo enseñó para que rezaran por los pecadores, porque el pecado también existe. Es como si Nuestra Madre quisiera salir al paso de tantos silencios y tantas dudas metódicas en las predicas de los eclesiásticos. Hoy, cuando vemos que se está practicando un genocidio, que clama al Cielo, cuando se asesina a las personas por codicia y eugenesia, por miedo y vergüenza a hablar, cuando el plan satánico está en toda su efervescencia, conviene saber que hay Infierno y que hay que apostar por Dios, con una buena Confesión de todos nuestros pecados, y estar del lado de Bien, porque hay que tener temor de Dios, en su infinita Misericordia, y no tener miedo de los hombres. El Infierno existe, ya lo creo que existe.

El estrepitoso fracaso del Opus Dei por la infidelidad a su Fundador y a su testamento: "La Tercera Campanada"

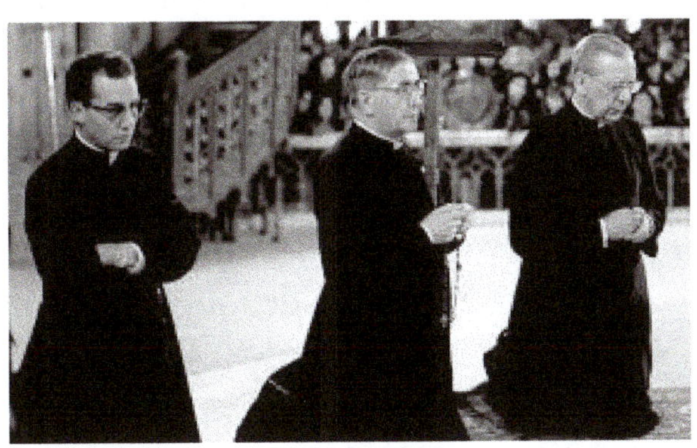

"Estas crisis mundiales son crisis de santos", escribe San Josemaría Escrivá de Balaguer en "Camino". Así que en estos tiempos de crisis monumental, la presencia de los santos se echa mucho en falta. San Josemaría es el Fundador del Opus Dei, en otros tiempos anclaje seguro de la ortodoxia católica, cuando iba contracorriente en los tiempos ya de apostasía del postconcilio, y se convirtió en un refugio expansivo. Las vocaciones fluían a esa llamada valiente, ajena a toda componenda. San Josemaría, después de muchos años oculto, vino a España a hablar claro, sin pelos en la lengua, a avisar de que "una civilización se tambalea, impotente y sin resortes morales"; no hacía concesión alguna, por ejemplo, al feminismo: "corrompida la mujer, corrompida la sociedad". ¡Qué diferencia con la actual Secretaria Central de la Asesoría, Isabel Sánchez Serrano, promocionando su libro "Mujeres brújula en un mundo de retos", que más bien se debería titular mujeres sin brújula, desnortada, presumiendo de ser la que más manda en la Sección Femenina del Opus Dei, y utilizando la terminología podemita del empoderamiento y la sororidar.

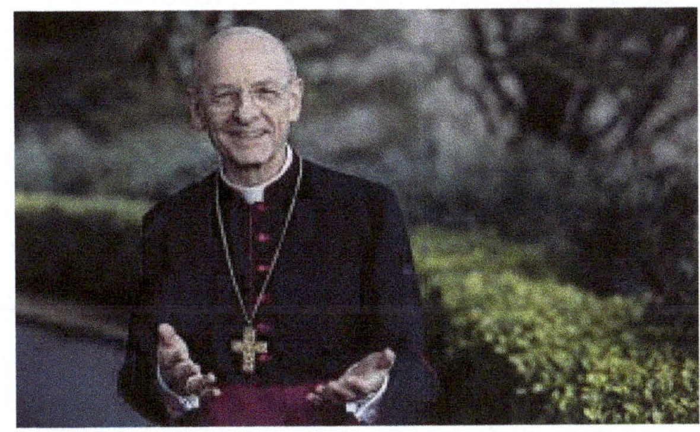

Fernando Ocáriz, Prelado del Opus Dei

Decía San Josemaría "soñar y os quedaréis cortos", en sus ansias de proselitismo audaz y constante. ¿Se han quedado cortos o largos? ¿No han soñado? El Opus Dei no tiene hoy una crisis de poder eclesiástico, en una Iglesia que va hacia su destrucción acelerada con un Sínodo que tiene esa finalidad, pero sí de vocaciones e incluso de gravísima desorientación doctrinal, que lo está situando, en esta guerra terrible entre la luz y las tinieblas, en el bando de satanás. Graves palabras, a las que luego iré, porque más graves son los hechos. Veamos en términos vocacionales el desastre sin paliativos que se ha ido labrando. En Madrid en los años 70 había dos Centros de Estudios, el Colegio Mayor Montalbán y el Colegio Mayor Santillana, donde se formaban los miembros Numerarios. Estaban a reventar. En el Colegio Mayor Montalbán tenían que utilizarse para dormir los centros sitos en General Oraa, 5, en General Oraa, 26 y en José Lázaro Galdeano, 1. En total se formaban levas de más de 300 Numerarios. Ahora hay 10 escuálidos. Por toda España, lo mismo, se han cerrado la mitad de los Centros de Estudios. Los centros donde dormían los sobrantes de Montalbán ya no existen. Ya no está asegurada la renovación generacional, con planteles muy mayores. El Club Jara, auténtico vivero de vocaciones, se vendió. Entonces se abrían Centros, ahora se cierran.

Eso es consecuencia de la tibieza de las conductas y de la falta de firmeza en la doctrina. Y lo grave es que a nadie parece preocuparle, cuando el fracaso estrepitoso del Opus Dei es uno de los signos de los tiempos, porque, repetía el Fundador del Opus Dei, "a grandes males, grandes remedios". El remedio del Opus Dei ha dejado de existir como tal. Quedan las obras corporativas, negocios, cáscaras vacías, sin el espíritu fundacional.

Se ha llegado a la estúpida impostura de alienarse en la web oficial del Opus Dei con la satánica agenda 2030, que busca la aniquilación de la especie, que nos promete "no tendrás nada y serás feliz", serás esclavo. En la web se ha publicado un deleznable artículo con el tufo del infierno que se debe a Emilio Chuvieco Salinero y a Silvia Albareda. La agenda 2030 no es cuestión de matiz, es el puro infierno, el puro satanás.

En 2012 -cuento una anécdota personal- decidí publicar el libro "La tercera campanada" con la carta dolorida que, en 1974, escribió el 14 de febrero sobre la brutal crisis de la Iglesia. Añadí un breve comentario, dejando claro que el Fundador del Opus Dei era una de las mejores cabezas de la Cristiandad. Era esa carta un patrimonio de todos los cristianos, avisando de las desviaciones doctrinales que entonces empezaban y hoy se han convertido en general apostasía. Me habían avisado que el Opus Dei había repudiado dicha carta, que la ocultaba y censuraba. Increíble. Pues me las vi en el Juzgado de lo Mercantil por los derechos de autor. El Opus Dei se comprometió a hacer una publicación propia con todos los escritos del Santo, que nunca se ha hecho. Hoy el resto durmiente que queda fiel al espíritu fundacional lleva "La tercera campanada", a escondidas, en sus agendas.

Al Opus Dei le pasa que se ha dejado corromper por el ambiente secularizante, por las modas del siglo, se ha mundanizado, y se ha vuelto inservible e inútil cuando más se le necesitaba. "A grandes males, grandes remedios". Y los grandes remedios han fallado estrepitosamente, por no ser fieles al Fundador del Opus Dei, que avisaba en "La tercera campanada" del modernismo y de la necesidad de anclarse en Santo Tomás de Aquino. En cuidar la Liturgia Eucarística, eso sobre todo, en vez de quitar reclinatorios para comulgar, como se ha hecho en la Iglesia del Espíritu Santo de Madrid.

"Hay que vibrar, hijos míos, hay que vibrar, porque rendiremos cuentas del tiempo inútilmente gastado. Para nosotros, el tiempo es gloria de Dios, el tiempo -es una ocasión irrepetible- de sembrar buena doctrina. No existen nunca razones para descuidar el apostolado. Cuanto más lejos de la verdad de Cristo esté el lugar en que os mováis, más dentro de Dios debéis meteros, con vuestra vibración interior y con el fervor apostólico. Así seremos luz, farol resplandeciente, encendido en las encrucijadas de esta tierra". ¡Qué lejos está ahora el Opus Dei de estas frases de su Fundador! Ahora, que reinan las tinieblas, la Obra se ha sumido en ellas, no desprende luz sino la oscuridad de la diabólica agenda 2.030.

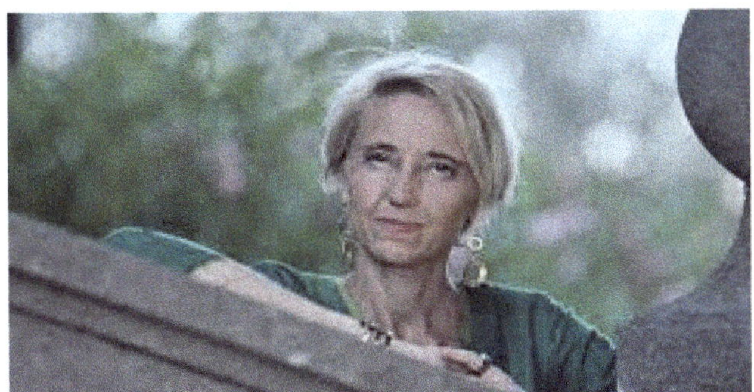

Isabel Sánchez Serrano

Se ha sometido a Bergoglio, que con Mario Facio, ha hecho bien su trabajo: para destruir la Iglesia, primero tenía que destruir el Opus Dei. Ya lo ha conseguido. Pero las puertas del infierno no prevalecerán sobre Ella. Estos van ser años decisivos. Para ser como las vírgenes prudentes y no como las necias, tipo Isabel Sánchez Serrano.

Un Obispo numerario en Suiza: sacrílego y hereje modernista

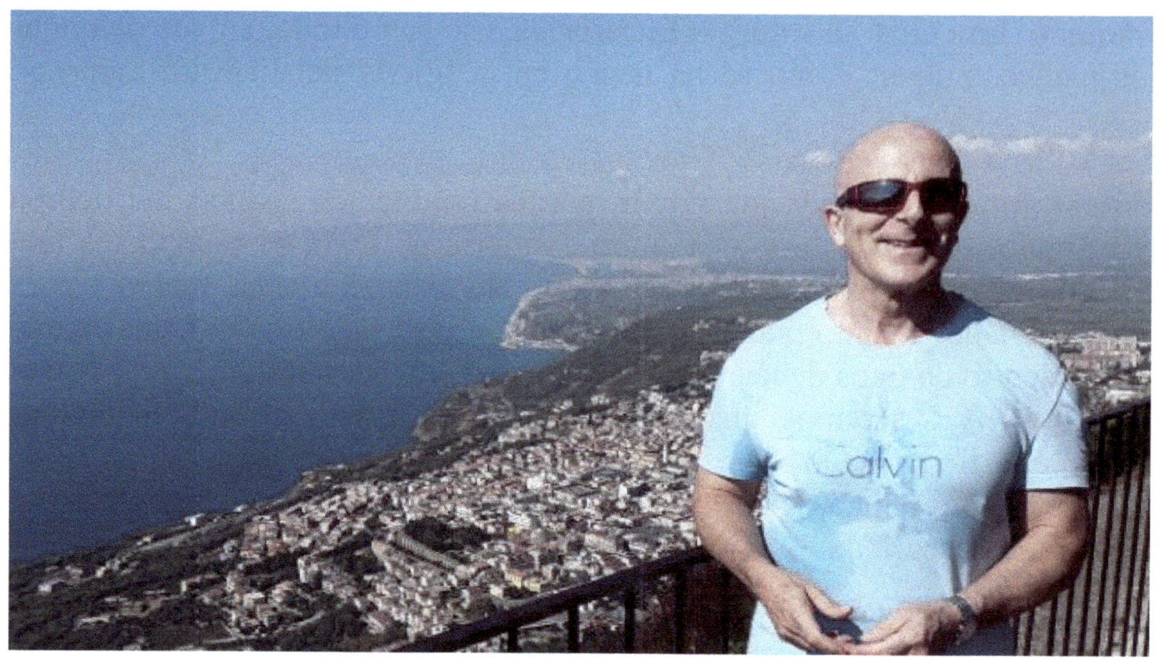

El estrepitoso fracaso del Opus Dei no deja otra que una intervención extraordinaria del Cielo para enderezar la situación. ¡Ven, Señor, no tardes! Buen ejemplo de ese fracaso doctrinal es la existencia de Joseph Bonnemain, miembro numerario del Opus Dei, obispo de Coira, capital del cantón suizo de los Grisones, que entre sus excentricidades está la compulsiva afición al culturismo, de donde le viene el sobrenombre de "Supermán", que no abomina de la unión entre dos lesbianas, siendo la sodomía motivo de condenación, como dice con claridad San Pablo, que no cree en Jesús Oculto en la Eucaristía y de ahí que en su Misa de entronización, auténtica mascarada, diera la comunión a tres destacados protestantes, como gesto ecuménico de hospitalidad, importándole un comino que no tengan fe en la Sagrada Eucaristía. Además, no tiene claro el celibato porque "la Iglesia está en desarrollo" y está a favor de que puedan comulgar, en pecado mortal, los divorciados. Un progresista. Un sacrílego y un hereje modernista.

Bonnemain, nativo de Barcelona y formado en la Universidad de Navarra, viene a suceder a Vitus Huonder, tildado de conservador, un buen Obispo, contra el parecer del alto clero local. Al mismo tiempo, Bergoglio aceptó la renuncia del obispo auxiliar de la importante diócesis suiza, Marian Eleganti, que se ha distinguido en los últimos años por su obstinada defensa de las tradiciones y doctrina de la Iglesia. El nombramiento ha sido relativamente peculiar. Bergoglio habría propuesto tres nombres como posibles obispos de Coira, nombres que rechazaría el conservador Capítulo de la Catedral, un caso insólito en la práctica eclesial. Este rechazo dejó la elección por completo en manos del Papa Francisco, que se decantó por Bonnemain.

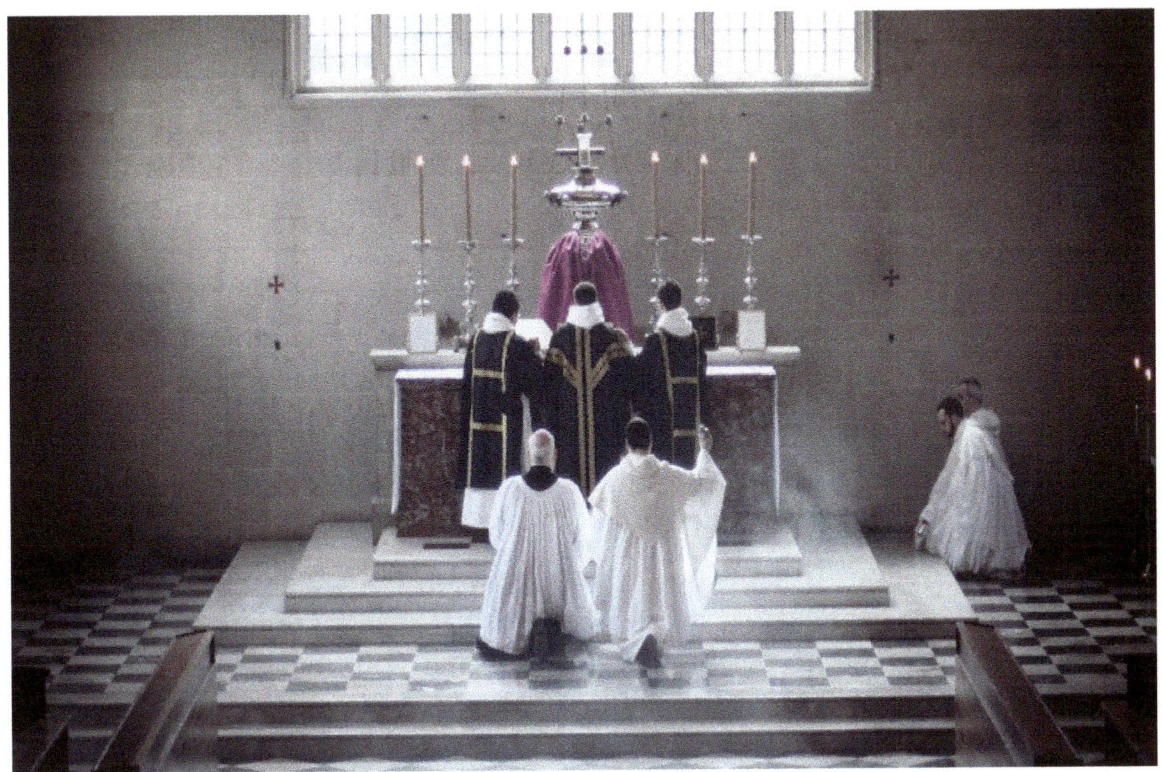

Ordenación de un ex anglicano.

El 13 de octubre de 2018, un ex anglicano convertido al catolicismo fue ordenado sacerdote para la diócesis de Coira según el rito de San Pío V: el primer caso desde hace 70 años para el cantón que dio nombre al país. Fue el obispo de Coira, Monseñor Vitus Huonder, partidario de la liturgia tradicional, quien ordenó a Marcus Williams, diácono de 40 años de edad.

San Josemaría Escrivá de Balaguer: "Vivir en la Iglesia de siempre"

El tal Bonnemain es un mal hijo de San Josemaría Escrivá de Balaguer, que no desea "vivir en la Iglesia de siempre", la "única postura contemplada" en "La Tercera Campanada", porque "nos ha ido muy bien perseverar así" ya que "nos consta que cediendo no se consigue nada", pues "la lógica de Dios desafía abiertamente a la lógica de los hombres", para entenderlo basta abrir los ojos y "no acostumbrarse al error y al pecado", "porque se teme más el juicio de los hombres que el juicio de Dios".

El Opus Dei no tiene otra opción que señalarle la puerta de salida, si quiere ser fiel al espíritu fundacional, si quiere ser fiel a San Josemaría Escrivá de Balaguer, un santo como la copa de un pino, y como tal clarividente; si quiere seguir siendo digno de llamarse Dei. Escribe el Fundador en "La Tercera Campanada": "si alguno se resistiera y no se reformara, pienso que no habría más solución que aconsejarle que solicitara la salida. En el Opus Dei no podemos albergar a nadie con la desgraciada capacidad de romper la compacta -lo digo adrede: ¡compacta!- unidad de fe".

Pecado contra el Espíritu Santo, que no se perdona

Aún más grave, es que esta nítida deriva modernista, este abusivo desprecio por el gran regalo de Cristo, la espléndida donación de sí mismo que es la Eucaristía, se ejecuta con la aquiescencia, en una estructura a la postre altamente jerarquizada como la Obra, de Mario Facio, el argentino pedido por Bergoglio para venirse a Roma y, por ende, por el Prelado, Fernando Ocáriz. ¡Qué lejos ha llegado el deterioro! Decía San Josemaría: "nosotros nos negamos a jugar con la fe", que "a la debilitación de la fe, acompaña una desorientación de la conciencia. Se llega hasta el extremo de considerar, con categoría de fenómenos positivos, sucesos que no admiten más explicación que la caída de la criatura", evitando "discernir el bien del mal", en "esta casi universal deserción moral", hasta caer en "grave pecado contra el Espíritu Santo", el único que no se perdona, que no tiene perdón; "confundir a la Iglesia con una asamblea de fines más o menos humanitarios, ¿no significa ir contra el Espíritu Santo?".

Patente blasfemo y debocado hereje

Esta situación no se puede tolerar, no estamos ante un obispo excéntrico, sino ante un patente blasfemo y un desbocado hereje. Cito de nuevo "La Tercera Campanada", que es en propiedad el testamento del Fundador, la última voluntad que obliga a todos los miembros de la Obra, empezando por el Prelado: "No olvidéis el particular empeño que pone en estos tiempos el demonio, para lograr que los fieles se separen de la fe y de las buenas costumbres cristianas, procurando que pierda hasta el sentido del pecado con un falso ecumenismo como excusa", porque -sigue diciendo el Fundador del Opus Dei, cuya palabra obliga- "la realidad demuestra que en esos conciliábulos, unos afirman que sí y -sobre el mismo tema- otros lo contrario. Cuando -a pesar de esto- aseguran que van de acuerdo, lo único cierto es que todos se equivocan. Y de esta comedia, con la que mutuamente se engañan, lo menos malo que suele producirse es la indiferencia: un triste estado de ánimo, en el que no se nota inclinación por la verdad, ni repugnancia por la mentira". Ecumenismo del bueno, del de oro de ley era el del anterior obispo Vitus Huonder, ordenando a un converso anglicano, y con qué delicadeza se le ve tratar a Cristo en la Eucaristía.

Porque el soplagaitas de Bonnemain es un modernista, que contiene todas las herejías, porque no cree en la Divinidad de Cristo, ni en su Presencia Real en la Eucaristía, ni, por ende, en la existencia de la Revelación, de un código revelado que obliga a todos por igual, a Bergoglio y a Bonnemain, lo contrario es falta de fe y tiranía, y, por supuesto, se debe negar la comunión a demente y sobón y abortista Joe Biden, porque el Cuerpo de Cristo no debe entrar en un alma tan podrida y comería él su propia condenación. "En una palabra, el mal viene, en general, de aquellos medios eclesiásticos que constituyen como una fortaleza de clérigos mundanizados", "toda una cabalgata de tipos que, bajo la máscara de profetas de tiempos nuevos, procuraban ocultar, aunque no lo consiguieran del todo, el rostro del hereje, del fanático, del hombre carnal o del resentido orgulloso".

La Verdad por delante y el matrimonio indisoluble y el divorcio como herejía

Cristo no debe entrar en el alma de un hombre o una mujer divorciados que viven en pecado, y nadie, cuando digo nadie, y menos que nadie el Papa, puede cambiar eso.

Veamos, y sean fieles los miembros de la Obra, lo que pensaba San Josemaría Escrivá de Balaguer: "no caben ni ambigüedades ni compromisos. Sí, por ejemplo, os llamaran reaccionarios porque os atenéis al principio de la indisolubilidad del matrimonio, ¿os abstendríais, por esto, de proclamar la doctrina de Jesucristo sobre este tema, no afirmaríais que el divorcio es un grave error, una herejía?". Sí, herejía con todas las letras. "Hijos de mi alma, que ninguno me venga con remilgos y distingos, en estos momentos en que se requiere una firme entereza doctrinal. Abominemos de ese cómodo irenismo de quien imaginara pacificar todo, encasillando unos a la izquierda y acomodando otros a la derecha, para colocar graciosamente en un *prudente centro* -nada de extremismos, aseguran- el fruto de su juego dialéctico, ajeno a la realidad sobrenatural, Ellos inventan el juego y deciden la posición de los demás. De esas típicas posturas falaces de ciertos eclesiásticos, que traicionan su vocación, brota como resultado la frívola componenda, la doctrina desvaída, el alejamiento del pueblo de sus pastores, la pérdida de autoridad moral y la entrada en el ámbito de la Iglesia de facciones partidistas".

El amor de San Josemaría a la Eucaristía, a Jesús Sacramentado, era tierno y recio

Vamos a lo más importante. A ese gesto sacrílego de dar la Comunión a tres protestantes, dirigentes, por supuesto, que demuestra ausencia de fe en Jesús Sacramentado. Dice el Fundador del Opus Dei, a quien caracterizaba un exquisito amor, tierno y recio, a Jesús Eucaristía: "y, sobre todo, dando disposiciones que conducen a arrancar de las almas el Santo Sacrificio de la Misa y la certeza en la Real Presencia de Jesucristo en el Santísimo Sacramento del Altar y Reservado en el Sagrario". Cuentan la anécdota de la bronca monumental que les echó a la Asesoría Central de Mujeres porque no habían puesto un ornamento de fiesta en el Tabernáculo. Con esa fe gorda, que se podía cortar, les dijo, más o menos, no es textual, pero sí refleja el espíritu: Hijas mías, si no os dejo esto ahora claro, terminaréis poniendo clavos en el Sagrario. Nunca pudo imaginar que un hijo suyo en Suiza, numerario y obispo iba a tratar peor a Jesús Sacramentado que en la flagelación.

"Los sacerdotes, obispos y cardenales van por el camino de la perdición y con ellos llevan a muchas almas"

El 18 de junio de 1965, como hemos visto, en San Sebastián de Garabandal, el Arcángel San Miguel, por directo encargo de la Virgen María, Madre de Dios y Madre Nuestra, les dijo a cuatro niñas de 11 y 12 años, incapaces de entender y, por tanto, de tergiversar el mensaje: "Los sacerdotes, obispos y cardenales van mucho por el camino de la perdición y con ellos llevan a muchas más almas" y añadió: "A la Eucaristía cada vez se le da menos importancia". Habrá un Aviso, un Milagro y un Castigo. El Aviso vendrá precedido por la celebración de un Sínodo; este es, el Sínodo recién inaugurado por Bergoglio, cuyo fin es la destrucción de la Iglesia. Estos son tiempos para no perderse en ansias de poder eclesiástico a cualquier precio. Jesús viene. Hay que estar ciego para no ver los signos. Conchita, de Garabandal; "la

Santísima Virgen nos ha hablado varias veces que su Hijo Jesús vuelve de nuevo". Alphonsine Mumureke, vidente de las apariciones de Kibeho, Ruanda: "El regreso de Jesús está muy cercano...La Reina de los Ángeles viene a aconsejarnos que nos preparemos para la venida de su Hijo". Lo mismo en los seis videntes de Medjugorje.

En las apariciones de Nuestra Señora de Akita (1973-1975), Japón, a la monja Agnes Katsuko Sasagawa, la Virgen describe la situación actual al terrible detalle: "La obra del demonio se infiltrará hasta dentro de la Iglesia de tal manera que se verán cardenales contra cardenales, obispos contra obispos. Los sacerdotes que me veneran serán despreciados y encontrarán oposición de sus compañeros...iglesias y altares saqueados; la Iglesia estará llena de aquellos que aceptan componendas y el demonio presionará a muchos sacerdotes y almas consagradas a dejar el servicio del Señor. El demonio será especialmente implacable contra las almas consagradas a Dios".

Desagraviar por las ofensas a Jesús Sacramentado

Hay que desagraviar y expiar por las ofensas a Jesús Sacramentado cometidas públicamente por el mal obispo de Coira, Joseph Bonnemain. Sor Emmanuel Maillard es una monja de la Comunidad de las Bienaventuranzas, íntimamente ligada a Medjugorje, cuyos mensajes de Nuestra Señora de la Paz difunde y da a conocer en una labor encomiable y muy eficaz. En su libro "El Niño escondido de Medjugorje", cuenta como al ir a cerrar el Tabernáculo por la noche sale un grito del copón. "Muchas hostias están en agonía, saben que serán recibidas en moradas inmundas donde reinan esos pecados que engendran la muerte. Permanezco clavada en el suelo, petrificada...Esas hostias sienten repulsión de ser consumidas. ¡Jesús pide socorro!". La Madre Yvonne-Aimée, una mística francesa, muerta en 1951, tenía muchos carismas, entre otros Jesús le encargaba que recuperara Hostias consagradas, ella acudía solícita a salvar a su Bienamado de la profanación. "Esta tarde, Jesús me dijo nuevamente, que por la noche iría a sustraerlo de otra casa en la cual había sido ultrajado. ¡Oh, pobre Jesús, querido Bienamado, tan mal amado!". Cuenta, Sor Emmanuel, una historia enternecedora, que le enterneció toda su vida a Monseñor Fulton Sheen, famoso por sus predicaciones a través de los medios de comunicación. Es la historia de Li, una chinita católica, que ante la profanación comunista que derrama las Sagradas Formas del Copón, se desliza cada día hasta la Iglesia y de rodillas con su lengua va tomando cada una, hasta que al final la descubren, cuando consume la Última y la matan. "Diariamente -dice Sor Emmanuel Maillard- hieren a Jesús, se ríen de Él, lo pisotean. El número de sectas que profanan la Eucaristía va en aumento. Cada domingo, en casi todas las parroquias, ciertos fieles comulgan a pesar de vivir en grave pecado, aquellos que la Biblia llama "abominaciones" y que confieren la muerte al alma. Jesús nunca ha sido tan torturado, pequeña Li. A veces, se han quitado hasta los reclinatorios, y pobre de aquel que se atreve a arrodillarse durante la Consagración es mal visto y corre el riesgo de hacerse excluir". Y atruena la voz del Arcángel San Miguel en Garabandal: "A la Eucaristía cada vez se le da menos importancia".

Fieles a "La tercera campanada", testamento de San Josemaría Escrivá de Balaguer

Concluyo está a modo de corrección fraterna a Mario Facio y a Fernando Ocáriz para que no escondan "La Tercera Campanada" y sean fieles al testamento de San Josemaría Escrivá de Balaguer, con una cita de esa carta llena de visión sobrenatural y de amor a la Iglesia de siempre: "Personas alejadas de hecho de Jesucristo, porque carecen de fe, han ido fomentando un clima de renuncia a toda lucha, de concesiones en todos los frentes. Y así, cuando el mundo ha necesitado una fuerte medicina, no ha habido poder moral capaz de parar esta fiebre de impudor y violencia, que el marxismo explota tan hábilmente, para hundir aun más al hombre en la miseria.

"Se escucha como un colosal non serviam! (Ierem. 11,20) en la vida personal, en la vida familiar, en los ambientes de trabajo y en la vida pública, Las tres concupiscencias (cfr, 1 Joann. 11, 16) son como tres fuerzas gigantescas que han desencadenado un vértigo imponente de lujuria, de engreimiento orgulloso de la criatura en sus propias fuerzas y de afán de riquezas. Toda una civilización se tambalea, impotente y sin resortes morales".

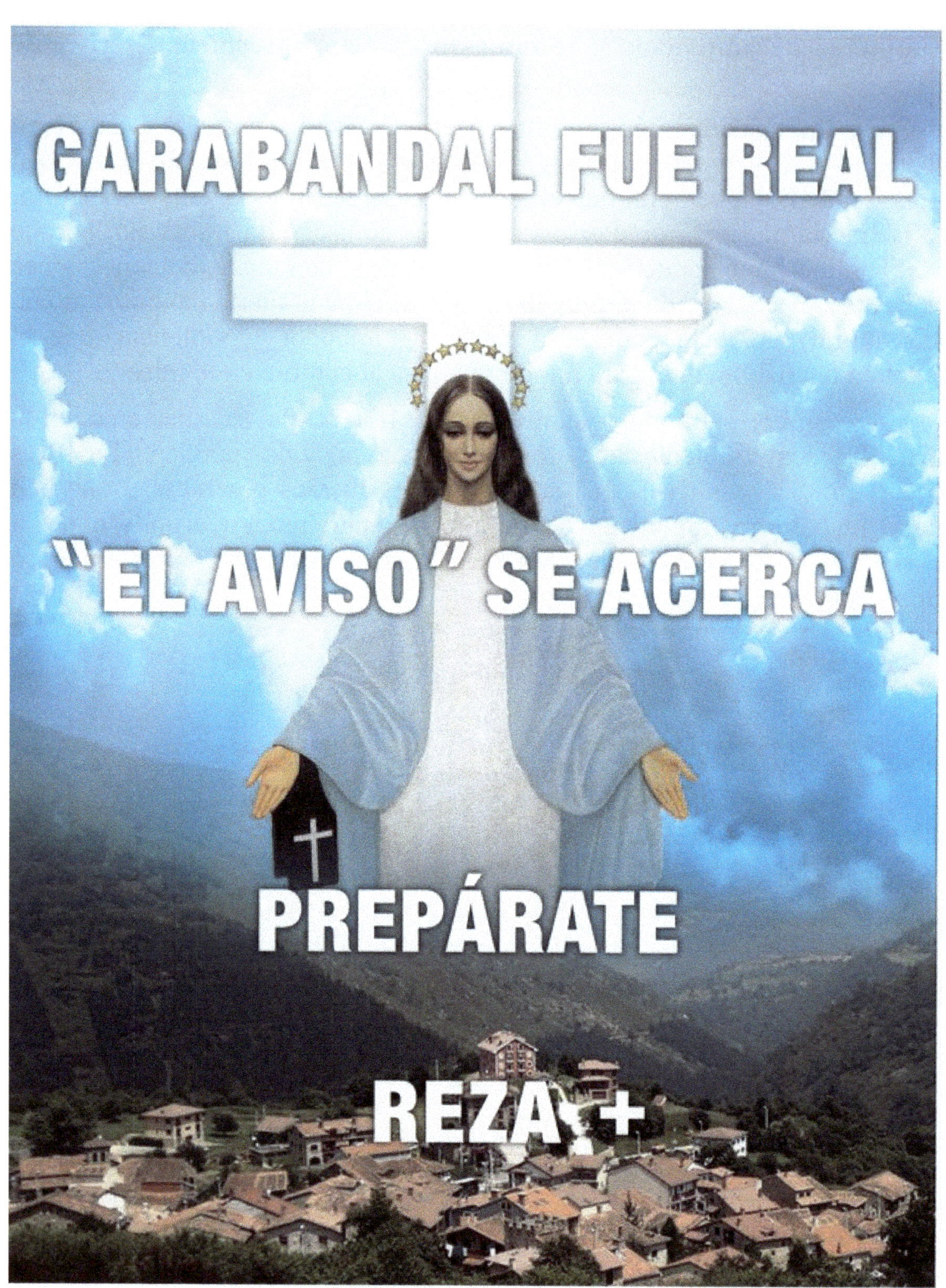

www.iglesiadomestica.es

Mensajes de Nuestra Señora del Carmen de Garabandal

Primer mensaje

(18 de octubre de 1961)

Hay que hacer muchos sacrificios, mucha penitencia, visitar al Santísimo, pero antes tenemos que ser muy buenos y si no lo hacemos nos vendrá un castigo. Ya se está llenando la copa y si no cambiamos nos vendrá un castigo muy grande.

Segundo mensaje

(18 de junio de 1965)

Como no se ha cumplido y no se ha hecho conocer al mundo mi Mensaje del 18 de octubre, os diré que éste es el último. Antes la copa se estaba llenando, ahora está rebosando. Los sacerdotes, obispos y cardenales van muchos por el camino de la perdición y con ellos llevan a muchas más almas. A la Eucaristía cada vez se le menos importancia. Debemos evitar la ira de Dios sobre nosotros con nuestros esfuerzos. Si le pedís perdón con vuestras almas sinceras Él os perdonará. Yo, vuestra Madre, por intercesión del Ángel San Miguel, os quiero decir que os enmendéis. Ya estáis en los últimos avisos. Os quiero mucho y no quiero vuestra condenación. Pedidnos sinceramente y Nosotros os lo daremos. Debéis sacrificaros más. Pensad en la Pasión de Jesús.

Yo soy de la Iglesia de Cristo no de la sanguijuela de Bergoglio

En la I Carta a los Corintios, San Pablo se encara con los que dividen el rebaño de Cristo: "Y os digo esto porque cada cual anda diciendo: 'Yo soy de Pablo, yo soy de Apolo, yo soy de Cefas, yo soy de Cristo'. ¿Está dividido Cristo? ¿Fue crucificado Pablo por vosotros? ¿Fuisteis bautizados en nombre de Pablo?"

¿Y yo de quién soy? Como decía el viejo catecismo en el que aprendí las primeras nociones benditas de la fe: ¿Soy cristiano? Sí, soy cristiano, por la gracias de Dios". Confieso mi fe ahora y hasta mi muerte. Pertenezco a la Iglesia Católica de Cristo, no a la caricatura de Iglesia de Bergoglio, el cojón del anticristo.

El diablo gasta bromas macabras y pesadísimas, no tiene gracia, como poner de presidente, mediante fraude electoral, a un demente como Joe Biden, sobón de niños y altamente corrupto, que por ser de satán todo le está permitido. Pero la broma más humillante y pesada hasta decir basta es haber puesto en la Cátedra de San Pedro a un patente gilipollas, a un imbécil vanidoso, como el idiota de Bergoglio, que no cree en la Divinidad de Cristo, y en el dicasterio de la Propaganda de la Fe al tal "Tucho" Álvarez, que tampoco tiene fe, y bendice a las uniones de sodomitas, que si no cambian de actitud irán al infierno, y dice que sólo se puede pertenecer a la Iglesia de Bergoglio si va por esa senda inclusiva. Sanguijuelas que chupan la sangre de la Iglesia de Cristo, que cometen el pecado contra el Espíritu Santo –el único que no se perdona-, el intento de pervertir los fines de la Iglesia, la destrucción de la Iglesia de Cristo.

Bergoglio ha participado como propagandista en el genocidio de las timo vacunas calificando ese horrendo crimen de "acto de amor", se reunió en secreto con Albert Bourla. ha recomendado dar el Cuerpo de Cristo a un podrido Joe Biden, con lo que éste ha cometido sacrilegio, maniobró para dar de comulgar en Roma a Nancy Pelosi, maltratando a la Presencia Divina de Jesús, al Santo Sacrificio de la Cruz, recibe en audiencia, este fantoche, este mentecato, este mequetrefe, al pederasta Bill Clinton y al sodomita enemigo de Cristo, Alex Soros.

No pertenezco a la Iglesia de Bergoglio, que no tiene más autoridad que yo, porque en la Iglesia todos nos debemos a un código revelado, a la Revelación de Cristo, que terminó con la muerte de los Apóstoles. Y el capullo de Bergoglio, el cojon del anticrsito, la ladilla, porque no tiene entidad, no puede variar ni una tilde de esa Revelación, custodiada por la Iglesia de siempre, por cuantos nos han precedido en la Iglesia triunfante, millones de presbíteros y laicos fieles a Cristo. No pertenezco a esa bufonada de los clérigos mundanizados, ni de los obispos y cardenales que van por el camino de la perdición y llevan las almas tras de ellos al puto infierno.

Pertenezco a la Iglesia Católica de Cristo, como el Cardenal Muller, el Cardenal Sarah, el Arzobispo Carlo María Viganò. Proclamo que Jesucristo es perfecto Dios y perfecto hombre. Y quien niegue esa Verdad incuestionable no merece llamarse cristiano sino bergogliano, lo peor de la especie. Hace bien poco, se celebró el Corpus Christi, ecologista, con la Plaza de San Pedro vacía. Todo el mundo le da la espalda al hereje modernista Bergoglio, que quiere hacer una iglesiucha a su patética imagen y semejanza.

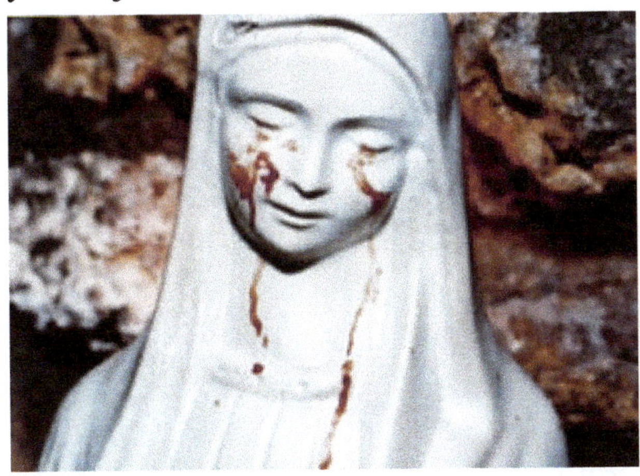

Petenezco a la Iglesia de siempre, a la Iglesia de Cristo, y sólo a Ella. Siento las lágrimas de sangre, de Nuestra Madre mezcladas con las de su Hijo, mi Señor Jesús, de la Virgen de Cittavechia: "Queridos hijos, lloro porque no me escucháis, no me creéis y no me aceptáis". "Satanás se está apoderando de toda la humanidad, y ahora está intentando destruir la Iglesia de Dios, ¡no lo permitáis!" Y "en Roma las tinieblas están cayendo cada vez sobre la Roca que mi Hijo Jesús os ha dejado para edificar, educar y formar espiritualmente a sus hijos".

Quien está con Cristo está contra Bergoglio, quien está con Bergoglio, el cojón del anticristo, está contra Cristo. Yo pertenezco a Cristo que me ha redimido.

ANEXOS

Don Juan de Austria, la noche antes de Lepanto: "Ya no es tiempo de debates, sino de combate"

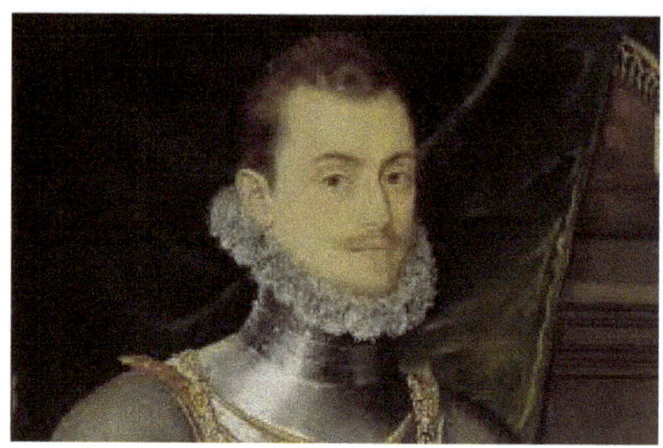

Dudaban los almirantes y generales de los Tercios de la flota cristiana en entrar en combate con la flota turca, muy superior en número. Pidieron un nuevo Consejo a Don Juan de Austria. Éste, aguerrido, con coraje les contestó: "Señores, ya no es tiempo de debates, sino de combate". Al día siguiente, "la más grande ocasión que vieron los siglos", según la famosa frase del soldado Miguel de Cervantes, marcharon hacia la gloria imperecedera.

Cuando se perpetra a la luz del día un genocidio cruel y sangrante, y se trata de hacerlo obligatorio, hay que reivindicar necesariamente el derecho de resistencia, consagrado por la Constitución española de 1812 y por la Revolución Francesa, que lleva a que el pueblo en armas pueda responder legítimamente a la sanguinaria violencia sobre él ejercida, y el tiranicidio, del Padre Juan Mariana, cuando el poder ejecutivo pisotea los más elementales derechos y libertad civiles, y cuando pone en riesgo cierto la libertad y la vida inyectando un veneno de muerte para eliminar población. Todos los Gobiernos han perdido, han pisoteado su legitimidad de ejercicio de manera completa, absoluta, y por tanto todos deben ser derrocados por las armas y mediante la violencia legítima.

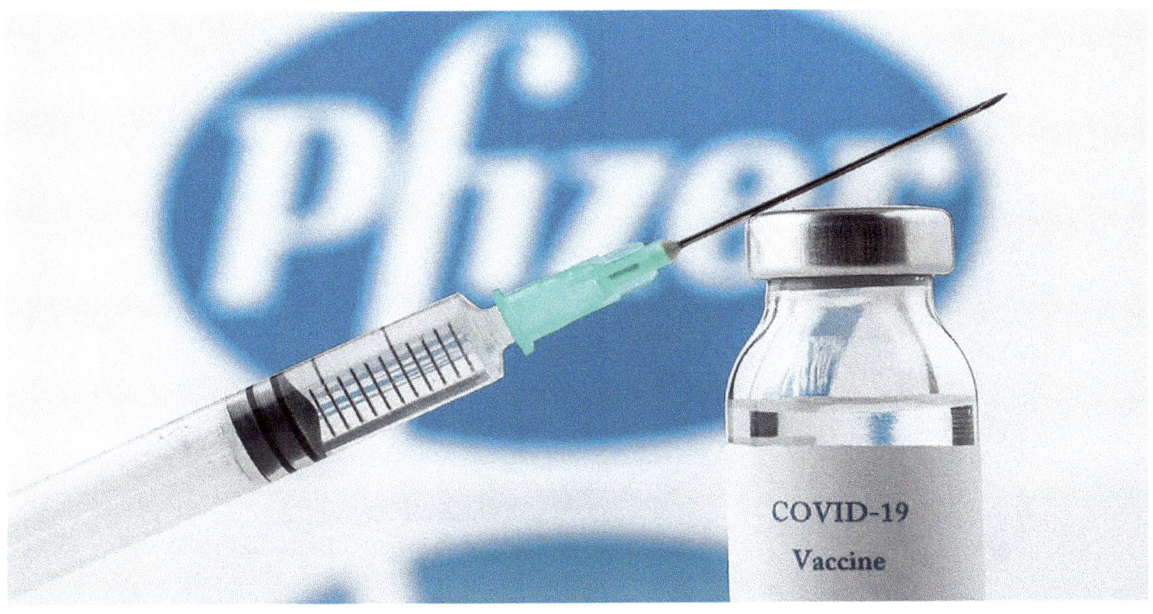

En Europa, azotada la población por el buenismo y desarmada, sin el sacrosanto derecho a portar armas, la resistencia se ha organizado mediante manifestaciones pacíficas, tomas de conciencia...Llevan la delantera Francia, Italia, Alemania y Suiza, donde las concentraciones son especialmente nutridas contra la tiranía genocida y globalista. La resistencia está en la etapa de organizarse. En Suiza, diciembre, y en Francia, mayo, hay elecciones, se convoca a las urnas y hay la oportunidad de echar a los gobiernos criminales. Emmanuel Macron destaca por su carácter psicópata y es un objetivo legítimo, así como Mario Draghi. En España es especialmente intenso el frente judicial, donde se han conseguido algunas victorias significativas. En Londres, ante la sede de la Fundación Bill y Melinda Gates, se ha pedido que arresten a Gates, identificando al enemigo

En Estados Unidos algunos consideran que será una guerra lenta, pero que al final ganaremos. Allí está la población armada, existen milicias. Los Estados están respondiendo a los mandatos de sobón y demente Biden como una terrible extralimitación. Es preciso que se pare el genocidio y esta locura mediante la violencia, no hay otro medio. Son objetivos legítimos Bill Gates, Anthony Fauci, todos los ejecutivos de la FDA y los directivos de los CDC.

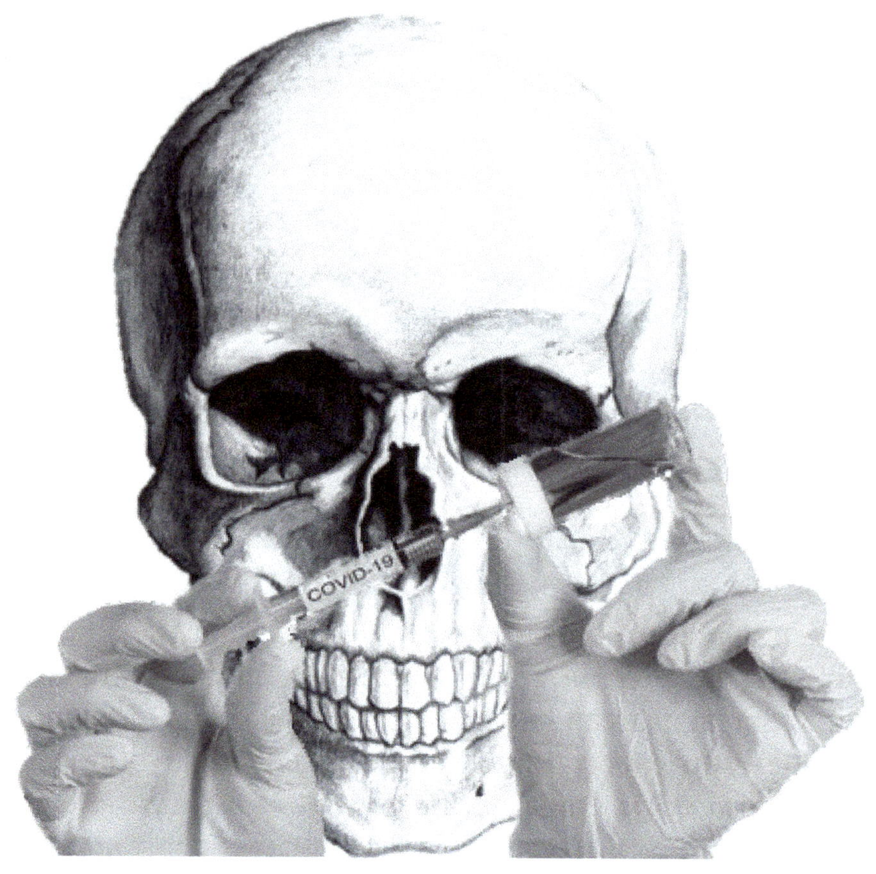

Son objetivos legítimos las sedes y todo el personal de Pfizer, Moderna, Johnson & Johnson, Astra Zeneca. Sus sedes deben ser atacadas y sus directivos ser ajusticiados. Los medios de comunicación han de ser objetivo preferente, con ataques a sus sedes y a sus comunicadores. Las Fuerzas Armadas han de mostrar su patriotismo y su dignidad patriótica atacando a aquellos políticos que se han dedicado a promover que la gente sea inyectada con el veneno de muerte. Es un imperativo ético. Quien se ha posicionado a favor del pinchazo lo debe pagar; quien ha obligado a seres humanos, o los ha engañado y manipulado, para ser muertos y esterilizados contra su voluntad deben ser pasados por las armas.

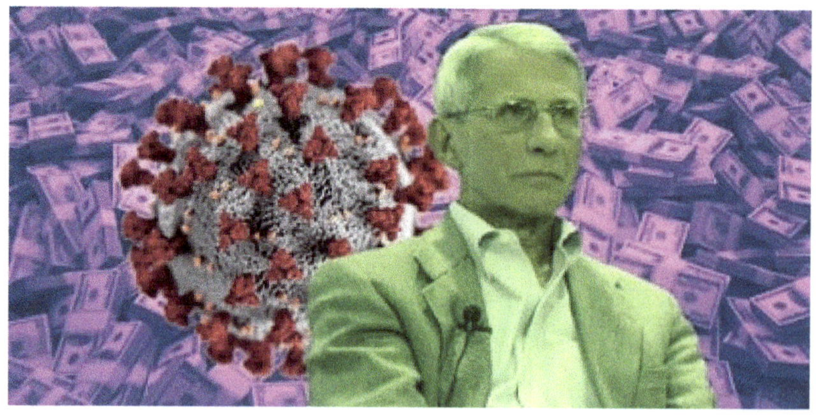

Anthony Fauci.

Los grandes cambios se deben promover desde el derecho a la resistencia con la violencia. Sólo gestos heroicos conseguirán parar este genocidio que ridiculiza, además, a las víctimas. Hay que hacer votos y aspirar a un levantamiento general en los Estados Unidos que será seguido por el resto. Sólo hace falta una chispa para encender tanta yesca acumulada por la desinformación. Hay que poner freno cuanto antes al totalitarismo rampante que aspira a la aniquilación de la especie humana. Auschwitz fue una pesadilla moral pero esto es peor que Auschwitz. Igual que la violencia fue necesaria para liberarlo, más aún para parar este genocidio planetario.

Estamos en una guerra declarada por las élites mundialistas y cuanto antes asumamos esa lógica, mejor. De que la ganemos nos va en ello nuestra supervivencia como especie.

¡Asaltad y controlad las big tech!

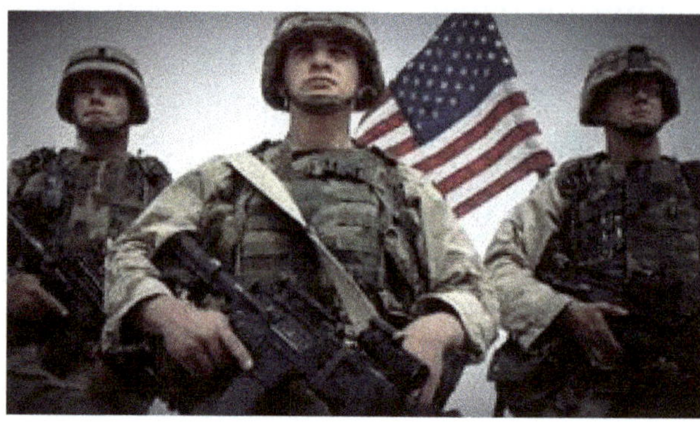

Las guerras se ganan cuando se ataca al corazón del enemigo y está, ya resulta obvio, es una guerra en la que no se hacen prisioneros. Las televisiones y los medios de comunicación practican su papel de aparatos de propaganda, pero el enemigo basa su fuerza en el control de las big tech, de Amazon, Apple, Facebook, Youtube, Google y Microsoft.

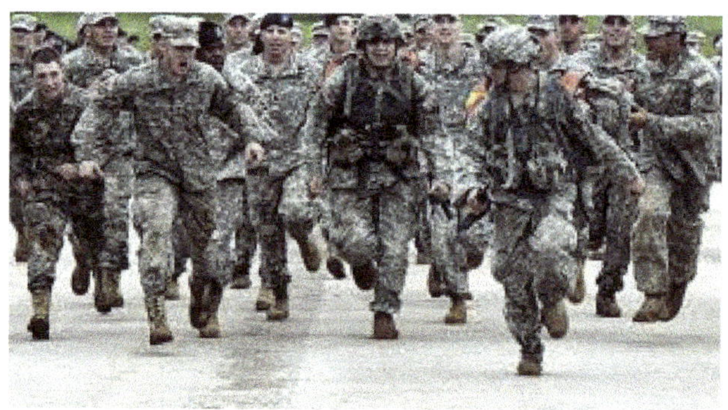

Ya no engañan a nadie. Ellas son las encargadas de disciplinar a la disidencia y de tratar de impedir que la resistencia se organice. Abandonando su primer engaño de neutralidad, se han inventado normas discrecionales de comunidad para imponer la más atroz censura. Nosotros lo hemos sufrido en nuestras carnes: el programa El Cowboy de Medianoche fue censurado y castigado con 15 días por hacer dado voz a Enrique de Diego y denunciar el totalitarismo de Alberto Núñez Feijoo; twitter me ha censurado por dos veces por difundir en ni cuenta "información sanitaria falsa", es decir, verdadera; Amazon tuvo la desvergüenza de retirar mi libro "Yo no me vacunaré", que ha disparado sus ventas en lulu.com.

Hablamos de la experiencia propia. Luc Montagnier ha sido objeto de una sañuda campaña de desprestigio y censura, sus vídeos han sido retirados de todas las plataformas, porque el Premio Nobel de Medicina 2008 ha tenido el sentido ético de afirmar: a) que le coronavirus es de laboratorio; b) que las timo vacunas son "el mayor peligro de genocidio de la historia de la Humanidad"; c) que muchas personas van a morir de ADE. Robert Malone ha sido censurado por no compartir el mendaz discurso de los genocidas. El Dr. Peter McCullough ha visto censurar su vídeo viral en Youtube. Facebook puso en marcha los llamados verificadores, el Ministerio de la Verdad, dedicados a levantar bulos y perseguir a los disidentes. Google prima a esta escoria y penaliza a los auténticos científicos y la verdad.

En suma, las big tech están implicadas en el genocidio planetario para eliminar población. Son el núcleo duro y el estado mayor del enemigo. Hay que asaltarlos y controlarlos, y las fortunas de sus directivos deben ser incautadas para resarcir a todas las víctimas. Será la mayor transferencia de capital de la historia. El dinero de las farmacéuticas y de los fondos buitre, como Black Rock, pasará a las víctimas de sus crímenes. Igualmente George Soros y Warren Buffet, entre otros, serán desposeídos de todos sus bienes. ¡Asaltad a Google! Y habrá finalizado la guerra. Patriotas de la Libertad, esa es vuestra misión. Fuerza y honor.

Carta a la sanguijuela Bill Gates: Eres un psicópata enemigo número uno de la Humanidad

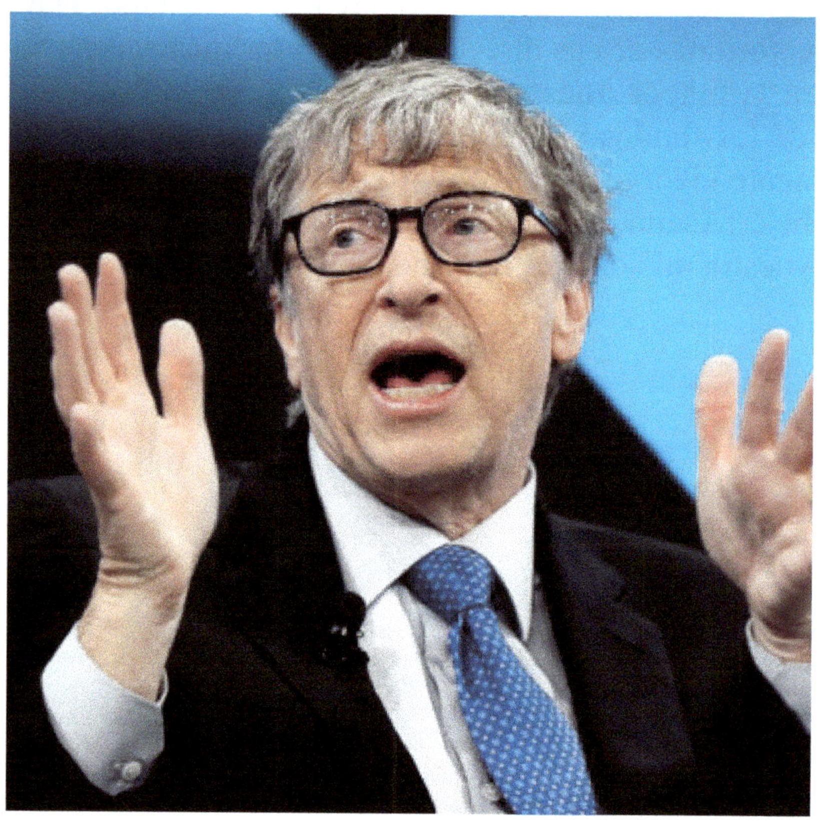

Estás loco, Bill Gates. Eres una sanguijuela sedienta de sangre. La peor de ellas. Eres un indeseable, hijo del presidente de la Sociedad Eugenésica Norteamericana, que influyo mucho en ti, para mal, y de una madre castradora, que necesitaste ir al psiquiatra de pequeño porque estás lleno de traumas, que se notan a la legua, imbécil, asesino, aniquilador, psicópata depredador. Cuando dices eso de que habrá que timo vacunar "a toda la población mundial", pones y haces gestos de alucinado, que se ha arrogado la misión de acabar con la especie.

ANÁLISIS DE UN PSICÓPATA
1
ES INCAPAZ DE AMAR A OTRO. SOLAMENTE SE AMA A SÍ MISMO.
2
IMPONE, UTILIZA Y MANIPULA A LOS DEMÁS EN SU PROVECHO.
3
ES UNA PERSONA EGOCÉNTRICA, INSEGURA, ARROGANTE Y DICTATORIAL.
4
CULPA A LOS DEMÁS DE SUS ERRORES Y PROBLEMAS.
5
MANIPULA SU ENTORNO PARA QUE LOS DEMÁS CREAN QUE LES BENEFICIA LO QUE HACE.
6
HAY QUE HACER LO QUE DIGA, SIN OPOSICIÓN ALGUNA.
7
SIENTE QUE EL MUNDO DEBE GIRAR EN TORNO A ÉL O ELLA.
8
SE HA ACOSTUMBRADO MÁS A RECIBIR QUE A DAR.
9
HACE LO QUE LE DA LA GANA, SIN TAN SIQUIERA PREGUNTARSE SOBRE LOS EFECTOS QUE SUS ACCIONES TENDRÁN SOBRE OTROS.
10
NO SE DA EL TRABAJO
5
5

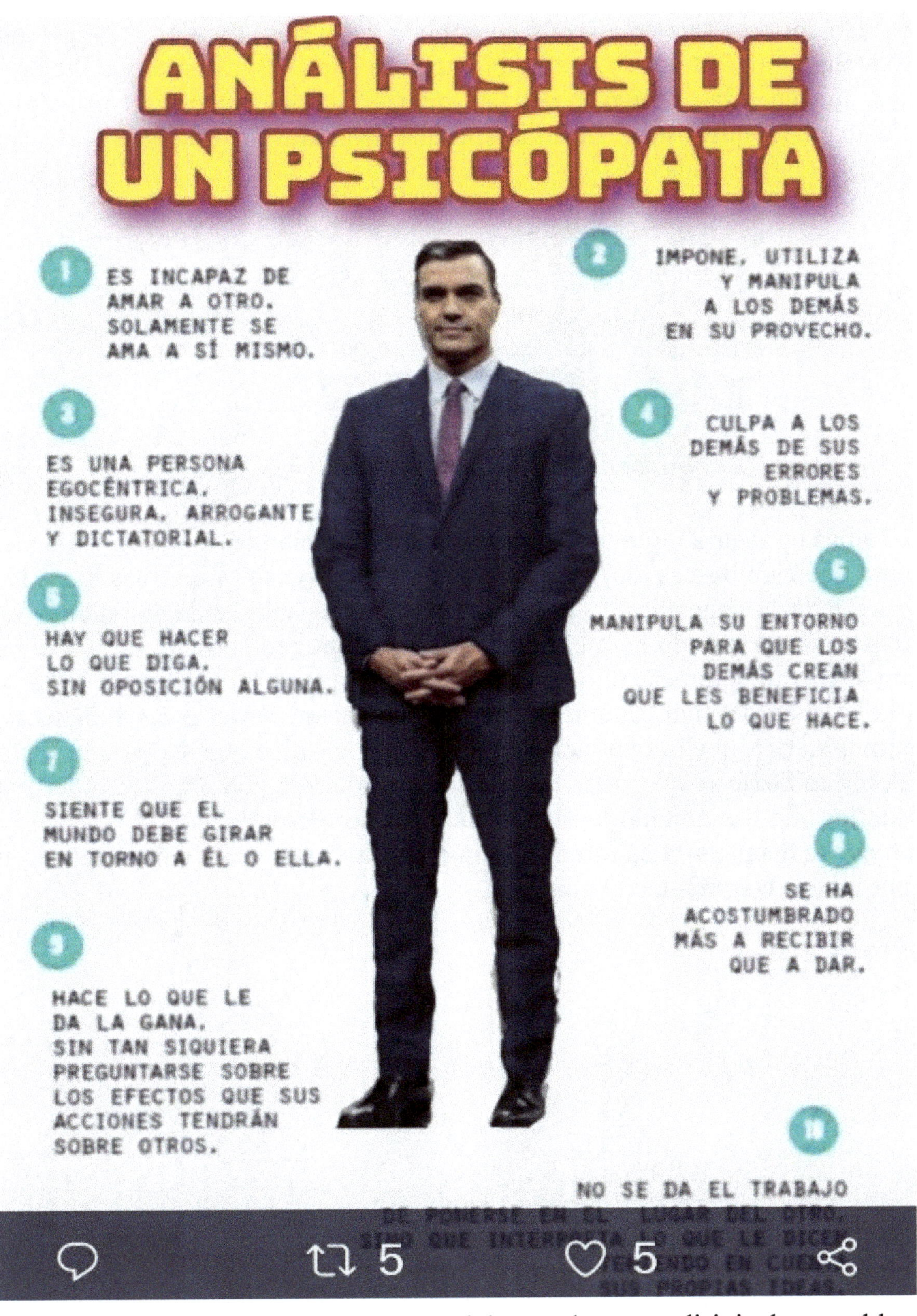

Has elegido a los más psicópatas del mundo para dirigir los pueblos. Mira las características de Pedro Sánchez y tienes un psicópata, pero tú das el 10 en todas las características, en todas las notas distintivas, especialmente en no ser responsable de las consecuencias de tus actos. Estás ejecutando un genocidio. Hoy me ha llamado la atención un jugador de cricket hindú, al que tú has matado, Avi Barot, de 29 años, porque deja mujer e hijo; una familia destrozada y un hijo que crecerá huérfano. Y lo he puesto al lado del reportaje en el Hola de la boda de tu hija Jennifer, a la que has deseado que tenga muchos hijos. Y me he preguntado si a ti te gustaría que hicieran con tus hijos, lo que estás haciendo con los demás, y ellos tienen, en principio, responsabilidad en lo que estás haciendo, porque compartirán los planes de sus padres, de ti, Bill y de Melinda.

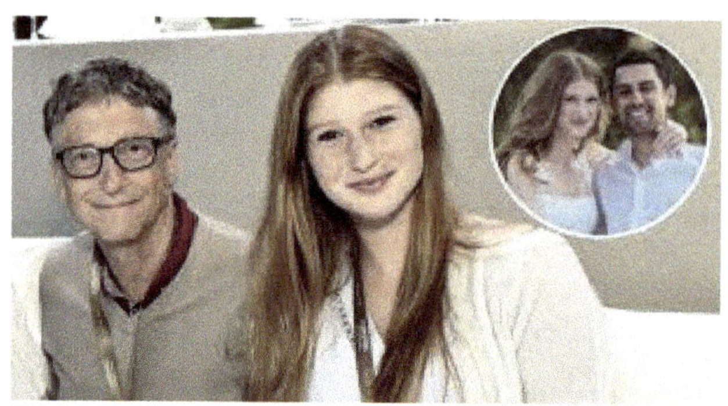

Dice Santo Tomás de Aquino que todo el mundo busca el bien tal como lo entiende. Y me pregunto qué bien buscas tú, ¿la aniquilación de la especie? Controlas todas las farmacéuticas y todas las agencias de control y la OMS, en una amalgama infame. Sé, sabemos, lo que estás haciendo, y que no eres un filántropo, como tanto lacayo te ha llamado, sino el enemigo número uno de la Humanidad, que dejas pequeño a Hitler y a Stalin en la práctica del mal, satánico. Cuando veo tu foto en el ordenador tengo que contenerme. Mariló, que es una víctima tuya, de Pfizer, dice que te desea la pauta completa. Yo no sé como el tío que te dio el tartazo no te dio con algo más fuerte o que alguno de los que has quitado la vida a sus hijos no pierda la cabeza y te ajuste las cuentas o que te detengan. Las tornas se van a dar la vuelta y vas a pagar aquí, en la tierra, y por toda la eternidad, en el infierno.

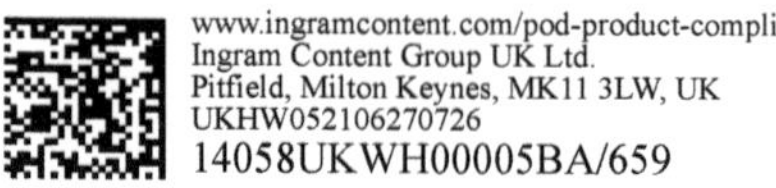

www.ingramcontent.com/pod-product-compliance
Ingram Content Group UK Ltd.
Pitfield, Milton Keynes, MK11 3LW, UK
UKHW052106270726
14058UKWH00005BA/659

9 781794 843288